ポジティブメンタルヘルス

いきいき職場づくりへのアプローチ

川上憲人・小林由佳 共編著

培風館

編者・執筆者紹介（五十音順）

〈　〉は執筆分担箇所

今村幸太郎　　東京大学大学院医学系研究科 特任助教　〈5章〉

梅木　佳則　　安西法律事務所 弁護士　〈6章〉

岡田　康子　　(株)クオレ・シー・キューブ 代表取締役　〈コラム2〉

川上　憲人　　東京大学大学院医学系研究科 教授
　　　　　　　〈編者，1章，3-1節，3-2節，7章，コラム4〉

小林　由佳　　本田技研工業(株)人事部　〈編者，3-3節，4章〉

島津　明人　　東京大学大学院医学系研究科 准教授　〈コラム1〉

関屋　裕希　　帝人(株) 人事・総務部健康管理室　〈2章〉

守島　基博　　一橋大学大学院商学研究科 教授　〈コラム3〉

―所属は2015年4月現在―

本書の無断複写は，著作権法上での例外を除き，禁じられています。
本書を複写される場合は，その都度当社の許諾を得てください。

はじめに

　職場のメンタルヘルスの問題は，まだまだ深刻な状況にあり，ストレスを感じる労働者の割合は高いままであり，精神障害等による労働災害の申請件数は増加の一途をたどっている。精神障害等による労働災害や過労自殺の民事訴訟などの法的リスクをマネジメントするために，今や多くの企業が職場のメンタルヘルス対策に取り組むようになった。しかし現在の職場のメンタルヘルス対策に物足りなさを感じたり，あるいは対策を続けてもメンタルヘルス不調の労働者が減らないという状況から，ポジティブなメンタルヘルスへの関心が高まってきている。

　これまでの職場のメンタルヘルス対策は，主にうつ病などの精神的な病気や従業員の職場適応や問題行動，ストレスなど，広い意味でのメンタルヘルス不調を予防し対応することがその主眼であった。これにはメンタルヘルス不調者の職場復帰の支援，職場でのメンタルヘルス不調の労働者への早期の気づきと相談対応，ストレス対処のセルフケアの教育によるメンタルヘルス不調の予防などがある。こうしたこれまでの職場のメンタルヘルス対策に加えて，職場のポジティブなメンタルヘルスに着目することは，いくつかの利点がある。

　ひとつは，職場のメンタルヘルス対策の方法論に広がりがでることである。職場のポジティブなメンタルヘルス対策は，特にメンタルヘルス不調の未然防止と関係が深い。ポジティブなメンタルヘルス対策を考えることで，これまでの対策では思いつかない，手が届かないような対策が，新しくレパートリーに加わることで，職場のメンタルヘルス，特にメンタルヘルス不調の未然防止をより広い視点から多様な方法で進めることができるようになる。

もう一つは，職場のメンタルヘルス対策を経営課題とし，企業内のさまざまな部門で連携しながら推進することができるようになることである。多くの企業において，職場のメンタルヘルス対策は産業医などの専門職が担当する健康管理部門の業務とみられており，人事労務担当者は職場のメンタルヘルスを健康管理部門に委託し，見守るだけという構図に陥っていた。そのために人事労務を含む経営部門と健康管理部門との間にコミュニケーションが乏しく，お互いに不満がたまるという状況がつくられていた。ポジティブなメンタルヘルス対策を行うということは，人事労務を含む経営部門にもこの活動に主役の1人として参加してもらうことを意味している。ポジティブなメンタルヘルス対策を行うことで，企業の中の健康管理とそれ以外の部門との連携が進み，その結果として従来の職場のメンタルヘルス対策もうまく進むようになるというメリットがある。

　さらに職場のメンタルヘルス対策をポジティブな視点から見直すことで，これまでの職場のメンタルヘルス対策の考え方ややり方にも新しい視点を見つけることができるかもしれない。たとえば，メンタルヘルス不調への早期の対応を人間成長などのポジティブな視点から考えてみること，メンタルヘルス不調の従業員の職場復帰を能力開発やキャリア開発の視点から考えてみることもできるかもしれない。

　東京大学大学院医学系研究科精神保健学分野では，東京大学職場のメンタルヘルス（UTokyo Occupational Mental Health）研究会を通じて，ポジティブなメンタルヘルスの考え方，進め方について理論や技術の開発を行ってきた。また当分野が2012年12月から公益財団法人日本生産性本部と共同で設立した「健康いきいき職場づくりフォーラム」では，経営学の専門家や経営の実務家とも一緒に，セミナーや研究会を通じて，ポジティブなメンタルヘルスの方法論や好事例の研究を進めてきた。この本は，こうした研究や実践活動の成果を踏まえて，職場におけるポジティブなメンタルヘルスの考え方と方法論の現状を解説するものである。

　職場におけるポジティブなメンタルヘルスの考え方と方法論はなお発展途上である。この本をきっかけとして，ポジティブなメンタルヘルスに関心を持ち実践する専門家や企業が増えて，さらに効果的で革新的なポジ

ティブなメンタルヘルスの考え方，方法論，好事例が生まれてくることで，日本中の企業の組織と人が元気になることを期待している。

2015 年 3 月

川上 憲人

本書のねらいと構成

　本書は，個人と組織の双方をよりよい状態にするための対策を「ポジティブメンタルヘルス」と定義し，その考え方と方法をまとめる目的で編纂されたものである。組織全体を「よりよい状態」に保つことで，結果的に不調者の発生も減り，貴重な人財が有効に機能するようになることが期待される。この「よりよい状態」を本書では組織と個人の成長と発展と位置付ける。この状態に向けて重要な要素は，マネジメント，職場風土，個々人の心理的資本，不調者へのケアとソーシャルインクルージョンである（図参照）。

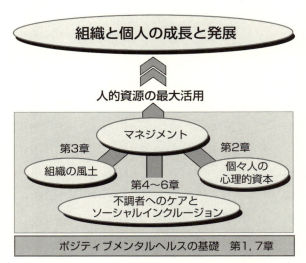

ポジティブメンタルヘルスの目標と本書の構成

※本書は，組織のメンタルヘルスに必要とされる要素について，企業の経営，上司によるマネジメントをキーとし，産業保健スタッフがいる場合は専門的知識と経験により，それらをバックアップするという前提で紹介している。

第1章では，近年の日本および世界のメンタルヘルスへの取り組みの動向と，近隣学問領域の知見をもとに，これから必要とされるポジティブメンタルヘルスの考え方と取り組みの進め方を解説する。

　第2章では，従来のメンタルヘルス教育研修に加え，マネジメントの質の向上や個々人がいきいきと働けるためのスキル向上を狙った教育研修について，具体的に紹介する。

　第3章では，組織をより活性化させるための基礎知識と具体的方法について，ツールや仕組みづくりのポイントも含めてまとめる。

　第4章では，問題行動等により職場で本来のパフォーマンスを発揮できないケースにおいて，関係者が連携して環境調整と再適応支援を行うための相談対応システムの整え方と対応の進め方を解説する。

　第5章では，休職者と職場が，休職をきっかけによりよいステージにつなげることができるための復職支援の考え方と方法を，事例を交えて解説する。

　第6章では，ポジティブメンタルヘルスを進めるにあたっての法的側面から押さえておきたいポイントを解説する。

　第7章では，ポジティブメンタルヘルスの効果を上げるために必須となる，経営課題としての取り組みとその事例を紹介する。

　またコラムでは，ポジティブメンタルヘルスを進めるために重要となるトピックを紹介する。コラム1では組織と人がいきいきと機能する状態である「ワーク・エンゲイジメント」について島津明人氏より，コラム2ではマネジメントにとってのキーワードである「パワーハラスメント」についてその名付け親である岡田康子氏より，コラム3では組織の最近の動向としてよくみられる「職場寒冷化」について経営学の守島基博氏より，コラム4では平成26年度より法制化された「ストレスチェックの義務化」について，国の考え方をふまえて川上憲人氏が紹介している。

　このように本書では組織全体としてのポジティブメンタルヘルスの取り組みを幅広い視点から網羅している。そして本書のもう一つの特色は，研究や実践によって効果があるという証拠が示されたもの，つまり科学的根

拠を基本として対応をまとめていることである。すぐに実践に活かすことができるよう，効果をあげるために必要なポイントが理解しやすくまとめられている。

　本書の読者は，ポジティブメンタルヘルスにかかわる人すべてである。ポジティブメンタルヘルスを推進するために中心となる企業のメンタルヘルス担当者・管理監督者や産業保健スタッフ等には，すぐに活用される実践書として，また，これから産業保健分野での活躍を目指す学生の人には，現場の考え方への理解を深めるための参考書として活用されるよう編纂している。本書の活用により，企業の取り組みがより有効で，組織と働く人にとってより有益なものへと発展することを祈っている。

目　次

1章　ポジティブメンタルヘルスとは ─────── 1
- 1-1　ポジティブメンタルヘルスの動向と考え方　1
- 1-2　ポジティブメンタルヘルスの進め方　11
- コラム1　ワーク・エンゲイジメント　19

2章　いきいきと働くための
　　　ポジティブメンタルヘルス教育 ─────── 22
- 2-1　管理監督者向け教育研修の基礎　23
- 2-2　個人向け教育研修の基礎　31
- 2-3　部下のいきいきをアップさせるための
　　　管理監督者のマネジメント行動と教育研修　37
- 2-4　いきいきアップをねらった認知行動的アプローチ
　　　を用いた個人向け教育研修　46
- 2-5　教育研修に共通するポイント　54
- コラム2　管理者は一流の表現者であれ！　57

3章　職場組織のメンタルヘルスの
　　　強化と組織の活性化 ─────── 59
- 3-1　職業性ストレスとその対策　59
- 3-2　組織資源に着目した対策　72
- 3-3　ポジティブメンタルヘルスの観点からみた組織の活性化　79
- コラム3　職場寒冷化　91

4章　人も組織も活かすケースマネジメント ― 94
- 4-1　相談対応システムの整備と連携のあり方　95
- 4-2　ケースの理解と対応　99
- 4-3　職場で困るケースへの対応　107

5章　復職支援のおさえどころ：
能力開発とキャリアの観点から ― 114
- 5-1　復職支援プログラム作成の基本　115
- 5-2　効果の出る復職支援プログラム　121

6章　知っておきたい法的側面 ― 128
- 6-1　損害賠償請求について　128
- 6-2　休職，復職をめぐる問題　132
- コラム4　ストレスチェックの義務化　138

7章　経営・人事から見た
ポジティブメンタルヘルス ― 141
- 7-1　ポジティブメンタルヘルスと経営　141
- 7-2　経営における対策事例　142
- 7-3　職場のポジティブメンタルヘルスを推進する活動　145
- 7-4　職場のポジティブメンタルヘルスの将来と課題　148

引用文献 ― 149

付　録 ― 156

索　引 ― 161

1章
ポジティブメンタルヘルスとは

1-1　ポジティブメンタルヘルスの動向と考え方

（1）わが国の職場のメンタルヘルスの課題

　わが国の職場のメンタルヘルスは，1950年代後半からの第一次ブーム，1980年代半ばからの第二次ブームを経て発展してきた。1999年に精神障害等の業務上外の判断指針が公表され，また2000年に過労自殺の民事訴訟に関する最高裁判断がでてから，わが国の職場のメンタルヘルスは法的・行政的リスクマネジメントの時代へと移行している。精神障害等の労働災害や過労自殺の民事訴訟を未然に防止し，これによる企業の社会的評価の低下，金銭的損失を避けることは，多くの企業が職場のメンタルヘルス対策を実施する動機となった。

　この結果，メンタルヘルス対策では，企業がいかにリスクになる行動をとらないかということが強調されるようになった。また判例などで業務の過重性の根拠として長時間労働が取り上げられやすいことを反映して，法的リスクへの対策では長時間労働に焦点があたりやすい一方で，うつ病などとの関係が強い仕事の裁量権の低さ，職場の対人関係など，これ以外の職業性ストレス要因への対策はとられにくかった。しかし最近の精神障害等の労働災害認定事例の出来事類型の内訳をみると，いじめ・嫌がらせ，セクハラ，対人関係などの職場の人間関係の問題が合わせて四分の一を占めるようになってきている。

企業競争のグローバル化を背景として，わが国でも雇用者と労働者の関係が変化し，雇用形態が多様化し，また成果主義の導入を背景として職場の風土や機能が変化してきた。これまでの従業員の「家」としての企業の位置づけは薄れ，業務においても職場としての成果から個人の能力や業績に力点が置かれるようになった。また正規社員，契約社員，派遣社員などのさまざまな雇用形態の者が1つの職場で働くようになり，賃金や将来の保証に関する職場内での従業員間の格差が大きくなった。これらのことは職場でのコミュニケーションやチームワークの低下に大きく影響している。従業員同士の助け合いがなく，コミュニケーションがうまくゆかないために従業員がメンタルヘルス不調に陥ってしまうケースも珍しくない。こうした側面への対策は，産業保健だけでは困難であり，経営・人事との連携が必要になってくる。

　「メンタルヘルスの取り組み」に関する企業アンケート調査結果では，全国の上場企業のうち最近3年間に「心の病」が横ばいとする企業は2002年から一貫して増加し最多の51.4％，増加傾向とする企業は2006年をピークに減少して37.6％となっている（日本生産性本部，2012）。メンタルヘルス不調の増加はおさまりつつあるように見えるが，その実，メンタルヘルス不調の件数が高止りになったままの企業が多い。もちろんさらに増加傾向の企業も依然としてある。企業では，メンタルヘルス不調の職場復帰（第三次予防）に対する負荷が増加する一方で，メンタルヘルス不調の発生自体を予防する第一次予防（未然防止）への関心が高まっている。

（2）　ポジティブメンタルヘルスへの動向
▶ポジティブ心理学の発展とワーク・エンゲイジメント

　心理学では，どちらかといえば，精神疾患や心理的困難を持つ者の心理的機序の理解とその援助に関心が持たれてきた。1998年，当時米国心理学会会長であったペンシルベニア大学心理学部教授のセリグマン（Seligman, M.）は，心理学の対象を一般の人々の心理や生活に拡大すること，さらに幸福や満足などポジティブな領域にまで拡大することを提案し，これを「ポジティブ心理学」と呼んだ（Seligman, 2000）。その後米

国を中心とした心理学者たちによってポジティブ心理学の研究が進み，その学問体系が形成されてきた。

　ポジティブ心理学の研究では，たとえば，人生の目標の達成や自分自身への満足などの感じ方である「幸福」は，その時々のうれしい，楽しいといった感情である「快楽」よりも重要とされている（Reichhardt, 2006）。幸福感は，人の健康にも影響を与えることがわかってきている。高齢者では，幸福感が高いと睡眠の質が高く，認知機能が低下しにくいこと，また幸福感が高いと長寿であることがわかっている。幸福感が高いと，動脈硬化などの原因となる体内の炎症が抑えられる。さらに幸福感は，ネガティブな刺激を受けたときに脳が過剰に反応することを和らげていることもわかっている。このように，ポジティブな感情は人の健康づくりにおいても重要な要因と認識されるようになった。

　ポジティブ心理学の発展を反映し，働く人のメンタルヘルスにもポジティブな考え方が導入されるようになった。オランダのシャウフェリ（Schaufeli, W.）が提唱したワーク・エンゲイジメントもその1つである（Schaufeli et al., 2002；島津ら，2012；コラム1参照）。それまで働く人のメンタルヘルスについては，仕事におけるネガティブな感情であるバーンアウト（燃え尽き）が重要な研究対象であった。これに対して，シャウフェリは仕事におけるポジティブな感情にも着目する必要性を提唱した。ワーク・エンゲイジメントとは，仕事に誇り（やりがい）を感じ（**熱意**），仕事に熱心に取り組み（**没頭**），仕事から活力を得ていきいきしている（**活力**）状態である。働き過ぎであるワーカホリズムと違う点は，ワーク・エンゲイジメントの高い人は，仕事を楽しんでいるという点である。シャウフェリがワーク・エンゲイジメントの考え方を，休暇中にスペインの海岸で思いついたという逸話は大変興味深い。

　ワーク・エンゲイジメントが注目されるのには2つの理由がある。1つは高いワーク・エンゲイジメントは，同じポジティブな感情である，働く人の幸福や生活の質に直結することである。もう1つは，ワーク・エンゲイジメントが高まると，仕事の生産性が向上することが明らかになっていることである（島津ら，2012）。幸福や生活の質や仕事の生産性といった，

社会生活の場で重要な指標との関係は，一般に，抑うつや不安などのネガティブな感情よりも，ポジティブな感情であるワーク・エンゲイジメントの方が強い傾向にある。健康づくりの上で，ネガティブな感情を解消することももちろん大事だが，働く人や組織にとって重要な結果となる指標と関連の深いワーク・エンゲイジメントにも着目することも大事と考えられる。

なおワーク・エンゲイジメントは，バーンアウトがもっとも低くなった状態と言われることもある。しかしワーク・エンゲイジメントとバーンアウトの低さとは完全に一致するわけではない。むしろワーク・エンゲイジメントとバーンアウトとは少しずれるものであり，バーンアウトではないがワーク・エンゲイジメントも低い人や，バーンアウトもワーク・エンゲイジメントも高い人も存在する。この点も興味深い点である。

▶心の健康の新しい考え方

ワーク・エンゲイジメントのようなポジティブな感情への着目に加えて，最近，心の健康の考え方にも進歩が見られる。英国の国立医療技術評価機構（NICE）では，さまざまな病気の治療をどのように進めるべきかという指針を作成しており，その活動のレベルの高さは世界中から注目されている。この機構は，2009年に公衆衛生ガイダンス No. 22「生産的で健康な職場環境による心の健康の推進：雇用者向けガイダンス」というガイドラインを公表した（UK National Institute for Health and Clinical Excellence, 2009；川上ら，2012）。このガイドラインでは，ポジティブな心の健康を"mental well-being"と呼び，これを「個人が自分の可能性を高め，効率的・創造的に働き，他人と強い良好な関係を築き，地域社会に貢献するダイナミックな状態」と定義している。また，こうしたポジティブな心の健康の増進が，労働者および経営活動の双方にとって重要であるとして，これを目標とした職場のメンタルヘルス活動を提唱している。

この考え方は，WHOのメンタルヘルスの定義とも共通している。WHOはメンタルヘルスを，「誰もが自らの可能性を実現し，人生の通常のストレスに対処し，生産的に効果的に働くことができ，自らの所属集団

に寄与することができる，こころの健康状態」と定義している（翻訳は筆者による）。

こうした視点からは，心の健康とは単に抑うつや不安などの症状がないとか，精神疾患にかかっていないなどの「状態」ではなく，個人が自らの可能性を開き，自分を取り巻く社会と豊かな関係を築く「プロセス」であることになる。すなわち人の生き方と成長そのものが，心の健康とも言える。こうした定義は，働く人のメンタルヘルスの考え方にも新しい視点を与えてくれる。

▶心の資本という考え方

心の健康について，もう1つ英国から新しい考え方が提案されている。英国政府の技術予測プロジェクトの1つである「心の資本と健康」検討会では，その成果の1つとして，「心の資本」の概念が提案されている（Beddington et al., 2008）。心の資本（mental capital）とは，人の考える能力，感情や気分をコントロールできる能力，つまり資源の総体である。たとえば，論理的思考力や知的能力も含まれるが，これ以外にもフレキシブルな考え方ができること，効率的に学習する能力，相手の気持ちを考えたり共感したりできる心の知能（EQ），社会的なスキル，困難に対処するレジリエンスといった能力も含まれる。このプロジェクトでは，これらが，個人が社会に貢献し質の高い人生を送るための鍵となる基本的要素としている。

心の資本の考え方はユニークであり，心の健康のある側面を「状態」ではなくその個人に蓄積された資源または「資本」としてとらえようとする考え方である。このプロジェクトでは，心の資本は生涯を通じて育成されるものだと考えている。たとえば，子ども時代に両親から適切な養育を受けること，安心でき，教師や同級生からサポートを受けられる学校時代を送ること，青年期に友人や社会と適切に関わることなどを通じて育つものだと考えられている。

働きはじめてからも心の資本は育つと考えられている。職場で心の健康づくりの対策が行われていることや，個々人の事情に配慮した勤務制度がとられていること，あるいは仕事の内容をチャレンジにつなげるための従

業員の気づきを促す教育研修や職場環境づくりにより、心の資本を育てることができる。この考え方からは、働く人のメンタルヘルスを考える際に、労働者の心の資本の育成、すなわち人間的成長を促すことをあわせて考えることが重要であることがわかる。

▶経営とポジティブな心理的資本

経営の分野でも個人のポジティブな側面へのアプローチが盛んになっている。その1つ、ポジティブな心理的資本（positive psychological capital）は、労働者個人が持ち、その生産性に役立つ心理的な資源を定義したものである（Luthans et al., 2004）。ポジティブな心理的資本は、**自己効力感**（仕事達成に必要な努力をつぎ込めるという自信）、**楽観主義**（現在と将来の成功に対するポジティブな帰属）、**希望**（目標に向かう忍耐力および目標達成方法を柔軟に変更できること）、**回復力**（挫折からの回復力）から構成される。ポジティブな心理的資本が高ければ、労働者のパフォーマンスと仕事満足が増加し、経営者が提供する支援的な労働・キャリア環境が労働者のパフォーマンスにつながりやすくなり、組織変革の際に労働者が効率的、合理的に行動しやすくなり、また疾病休業が減少する。したがって労働者のポジティブな心理的資本を育成するような活動を行うことは、経営にもメリットがある。

（3）　わが国における職場のポジティブメンタルヘルスの考え方の提案

わが国の職場のメンタルヘルスも、現状と課題を踏まえて、新しい枠組みを考える時期にある。こうした状況を踏まえ、厚生労働科学研究費労働安全総合研究事業「労働者のメンタルヘルス不調の第一次予防の浸透手法に関する調査研究」の研究班では、職場のメンタルヘルスの日本型枠組みについて一次予防の観点から検討が進められた（小田切ら，2012）。ここでは、この研究成果から、わが国で提案されている職場のポジティブメンタルヘルスの考え方を紹介する。

▶ステークホルダー会議による検討

欧州では、経営者の代表と労働者の代表が意見交換し、労働安全衛生を含めた社会の政策の方向性を決める「社会的対話」という仕組みがある。

「職場で働く人々の安全と健康を向上させるための推進策の導入に関する欧州理事会枠組み規則」(European framework directive 89/391, 1989) や，これと関連した職業性ストレスについての枠組み合意（2004），職場におけるハラスメントと暴力についての枠組み合意（2007）もこの仕組みの中で作成された。これにヒントを得て，この研究班では，職場のメンタルヘルスに関わるさまざまな関係者（ステークホルダー）を招いて，定期的に会議を開催し，議論を進めた。会議の参加者は，経営団体代表者，労働組合代表者，産業保健スタッフ等（産業医，産業看護職，臨床心理士，衛生管理者），産業保健の教育研究機関の代表であった。

このステークホルダー会議では，さまざまな意見交換がなされた。経営側からは職場のメンタルヘルスの法規制が強まることで，経営に影響が生じ，その結果，企業が事業場を海外に移転することが加速される可能性も指摘された。しかし労使がともに席につき，産業保健の専門家とグループワークを行って1つの課題について話し合う中で，会議として1つの結論が見えてきた。中小規模事業場ではなお，精神障害の労働災害や過労自殺の民事訴訟に関して法を遵守し，リスクマネジメントを行う観点からの普及策が有効である。また労働安全衛生法など関連法規の遵守，労働者の健康の確保は最低限必要な活動であり，基本的な健康の確保は常に重要な要素である。しかし一方で職場のメンタルヘルスを普及させるために新しい目標や魅力的な枠組みが必要になっているという点で，会議参加者の意見が一致した。

▶健康いきいき職場づくりの考え方

経営者は，従業員がいきいきと働き，生産性や創造性を発揮することを期待しており，多くの日本企業においては，これは企業としてあるべき姿そのものである。また単なる生産性だけでなく，従業員が自ら考え，積極的に業務に参加することで，イノベーションを生むことが経営者の求めることでもある。一方，労働組合から見ても，従業員がいきいきと働ける環境づくりは，重要な活動テーマである。従業員がいきいき働けるような職場づくりは経営者のするべきことであり，職場のメンタルヘルスの新しい目標となると考えられた。

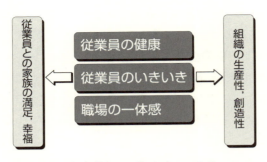

図 1-1　日本型ポジティブメンタルヘルス
　　　　（健康いきいき職場づくり）の 3 つの条件
出典）川上（2012）

　さらに，個々の従業員がいきいきと働くだけでなく，チームワークや関係性を基盤とした強みを回復するためには，組織の中の関係性に注目した目標も重要である。たとえば，労働者の信頼，相互理解，助け合いといった一体感が職場にあることが従業員の心の健康と組織の活力に重要であるとの意見が出された。企業が従業員を大切にし，企業としての一体感を持った経営を行うことが重要であるとの意見も出された。職場や企業としての一体感もまた，理想とされる職場の姿である。これは日本型のポジティブメンタルヘルスの目標と言える。

　この会議に参加したある産業医の発案で，労働者が健康にいきいきと働き，組織としての一体感を持つ職場を「健康いきいき職場」と名付けることとした。

　以上から，健康いきいき職場は，「心身の健康」，「従業員のいきいき」，「職場の一体感」の 3 つの条件を持つこととされた（図 1-1）。健康いきいき職場では，従業員の健康が保たれていること，たとえば過重労働による心身の健康障害が生じないことや，さらには，従業員が活力を持ちいきいきと働いていることが必要である。この要素は，ワーク・エンゲイジメントと考えることもできるが，それぞれの企業でそれぞれ目指すべき従業員の活性化の形があるかもしれない。さらに健康いきいき職場では，従業員がバラバラに活性化しているのではなく，その構成員の間に信頼や助け合

いなど，1つのチームであるという意識を持っていることが必要である。経営者と従業員との信頼感もこの要素の1つと考えられる。こうした要素からなる健康いきいき職場の実現は，労働者の健康や幸福に貢献するだけでなく，企業の生産性の向上や，これを通じて企業価値の向上，持続可能性にも貢献すると期待される。

▶健康いきいき職場の理論モデル

ステークホルダー会議では，健康いきいき職場の実現のために，管理監督者のリーダーシップや公正な態度，職場の信頼や相互理解，経営層と労働者との信頼関係，労働者の多様性を受け入れることなどが重要であるとの意見が出された。これらを参考に，研究班では健康いきいき職場づくり

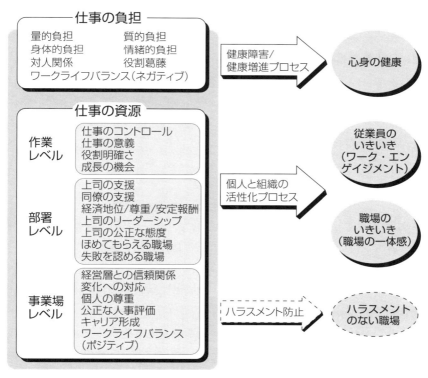

図1-2　健康いきいき職場づくりの理論モデル
出典）川上（2012）

の理論モデルを作成している（**図1-2**）。このモデルは，仕事の要求度-資源モデル（3章の図3-5）をもとにして，これにステークホルダー会議の考えを組み込んだものである。

　このモデルでは，全体を「仕事の負担」および「仕事の資源」という職場の組織環境要因と，その結果得られる従業員の健康，いきいき，職場の一体感といった結果指標（アウトカムと呼ぶこともある）に大きく分けている。その上で，職場の組織環境要因がアウトカムに影響を与えることを示している。仕事の負担にはさまざまなものがあるが，これらが過剰になると心身の健康に悪影響を与える。これを健康障害プロセスという。たとえば，仕事の量的負担が高ければ，抑うつ，不安などの心理的なストレス反応は高くなる。このことは，これまでの過重労働対策でもある程度とりあげられ，対策が進んできている。たとえば，長時間労働の改善などはその一例である。健康いきいき職場でもこのプロセスは重要であり，過重労働による健康障害を起こさないという目的に対応している。

　しかしこのモデルでより重要なのは，仕事の資源である。通常は仕事の資源と言うと，生産の基盤となる人，物，金，情報のことであるが，ここでは従業員の心の健康と活性化によい影響を与える仕事や職場のもつ心理社会的資源のことを仕事の資源と呼んでいる。仕事の資源は，作業レベル，部署レベル，企業（または事業場）レベルの3つに分類される。これは対策がこの3レベルでそれぞれ行われることが多いためである。それぞれのレベルの仕事の資源には，これまでの研究で重要とされている心理社会的要因やステークホルダー会議から提案された重要な要素をとりあげた。たとえば，作業レベルでは，仕事の意義などが重要な資源と考えられる。部署レベルでは，上司のリーダーシップや公正な態度が需要な資源である。企業または事業場レベルでは，経営者との信頼関係や従業員個人の尊重が重要な資源である。

　これらの仕事の資源は，活性化プロセスを通じて従業員と組織の活性化に影響する。ポジティブな結果としては，健康いきいき職場の2つの目標である，従業員のいきいき（たとえばワーク・エンゲイジメント）と職場のいきいき（職場の一体感）があげられている。これらの仕事の資源は，

また同時に，健康障害プロセスを緩和して心身の健康の保持・増進にも貢献すると考えられる。また仕事の資源は，職場でのハラスメント（いじめ・嫌がらせ）の防止にも効果がある可能性があるため，このモデルにはその点も記載してある。この理論モデルは全てが実証されたものではないが，いくつかの調査からは，このモデルが実際にあてはまることが確かめられている（川上，2012）。このモデルによれば，健康いきいき職場を形成するためには，仕事の資源を高めることが最も重要である。

1-2　ポジティブメンタルヘルスの進め方

（1）　ポジティブメンタルヘルスの進め方と担当部門

　ポジティブメンタルヘルスの国際動向と，わが国で提案されたポジティブなメンタルヘルスの考え方である健康いきいき職場づくりをもとにして，職場でどのようにポジティブメンタルヘルスを推進する活動を進めることができるのかについて考えてみよう。

　まず，ポジティブなメンタルヘルスの進め方は，今日の国際標準に対応したものでなくてはならない。現在，労働安全衛生の進め方は，計画，対策の実施，結果の評価，改善という Plan-Do-Check-Act（PDCA）サイクルに基づいて推進されている。WHO の職業性ストレス対策の教科書も，基本的にはこの考え方に基づいている。たとえば，欧州に共通した労働者の心の健康保持・増進対策の枠組みを確立するために，欧州機関の助成をうけて実施された European Framework for Psychosocial Risk Management（PRIMA-EF）プロジェクト（2007-2008）では，職場の心理社会的リスク要因を改善する手順として，①リスクアセスメントおよび既存の活動の監査，②計画の策定，③リスクの軽減（計画の実施），④結果の評価，⑤組織学習という PDCA サイクルによる手順が提案されている（図 1-3）。また英国規格協会は PRIMA-EF をもとに英国規格の前段階にあたる PAS1010 標準を作成し公表している。PDCA に基づく職業性ストレス対策は，労働者の心の健康保持・増進対策の国際標準となりつつある。そのため，職場のポジティブメンタルヘルスもまたこの方法論に則

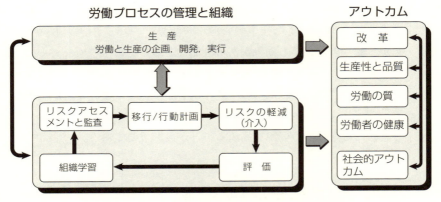

図1-3 職場の心理社会的リスク要因を改善する手順
出典）Leka & Cox（2008）／高村（2009）

る必要がある。先に紹介した健康いきいき職場づくりでも，①健康いきいき職場づくりの理念と目標の設定，②自組織の健康いきいき資源の評価，③アクションプランの策定，④アクションプランの実施，⑤効果評価のサイクルを通して好事例を学習し，さらに一段上のサイクルにつなげることが提案されている。この考え方に基づいて，職場のポジティブメンタルヘルスの実施手順を**表1-1**にまとめた。

職場のポジティブメンタルヘルスの活動は，本来，経営者，管理監督者，労働者が主体となって行うものであり，それを各部門が支援することになる。職場のポジティブメンタルヘルスが従来の健康管理を越えた幅広い活動であり，経営活動との関係も深いことから，この活動には，人材育成および適正配置の専門部署である人事労務部門（人材育成部門を含む）がもっとも重要な役割を果たすと考えられる。また，産業保健部門（あるいは健康管理部門）も労働者の健康の専門家としての知識と技術を持っており，この活動に関与する立場にある。特に産業保健部門は，従来の職場のメンタルヘルス対策を通じて職場の心理社会的要因の改善に経験や技術を有していることからも健康いきいき職場づくりに関わるべき立場にある。また健康いきいき職場づくりでは，後述するように適切な経営理念の確立や企業方針の立案が重要となるため，今後の経営方針を検討する経営

表1-1　職場のポジティブメンタルヘルスの実施手順

> 1．職場のポジティブメンタルヘルスの理念と目標の設定
> 2．組織のポジティブメンタルヘルス資源のアセスメント
> 3．アクションプランの計画
> 4．アクションプランの実施
> 5．効果評価。好事例の学習，さらに一段上のサイクルに

企画部門も関連する部門の1つと考えられる。また労働組合も重要な関係部門であり，経営者を動機づけ，健康いきいき職場づくりの活動を別側面から支援することで，ポジティブメンタルヘルスを効果的に進める上で重要な役割を果たす。

　職場のポジティブメンタルヘルスでは，このようにさまざまな部門が連携，協力することが必要になる。しかし多くの企業では，これらの部門は独立して活動しており，連携が困難であったり，その糸口がみつからないこともある。担当部門の連携のためには，経営トップの方針のもとに担当部門の連携をはかるトップダウン式の方法が考えられる。また各部門から経営者に提案するボトムアップ式の方法として，関連部門の担当者が定期的に意見交換の機会を持つなどして部門間の連携をはかる方法がある。

（2）　職場のポジティブメンタルヘルスのアセスメント
▶組織目標との関係の明確化
　職場のポジティブメンタルヘルス対策を進めるにあたって，組織目標との関係を明確にしておくことが重要である。これにより，職場のポジティブメンタルヘルス活動の経営上の意義を明確にし，ポジティブメンタルヘルスをより効果的に，適切に計画することができるようになる。さらに管理監督者や労働者がこれに取り組む意義を理解するのにも役立つ。また，組織目標自体を職場の活性化や従業員の健康という視点から見直すことにもつながり，明確化の作業が職場の一体感の向上につながる場合もある。
▶組織が持つ仕事の資源のリストアップ
　健康いきいき職場づくりの例でみたように，職場のポジティブメンタル

ヘルスには組織の資源を高めることがポイントになる。活動を開始する前に、自分の組織が持つ仕事の資源についてリストアップを行いその組織の強みや弱点を具体的に分析すると、その組織内で先行する好事例を発見し活用できるようにもなる。このことはポジティブメンタルヘルスの計画立案に参考となる。

▶仕事の資源とアウトカムのアセスメント

ポジティブメンタルヘルスのための組織環境要因（たとえば仕事の負担や資源）とアウトカムを部署ごとに事前に評価することは、その職場の人と組織の特徴を理解し、どのような側面や要素に対して行動計画を考えるかのヒントを得る上で有用である。またこの評価を対策実施後に行えば、実施した対策が期待した成果につながったかどうかを確認することができる。ポジティブメンタルヘルスのための職場集団の評価法では、①ポジティブメンタルヘルスのアウトカム（健康いきいき職場づくりなら「従業員のいきいき」、「職場の一体感」、「心身の健康」の3つ）についての質問が含まれていること、②ポジティブメンタルヘルスに影響する職場組織の特徴（健康いきいき職場づくりなら仕事の資源）について質問が含まれていることが必要である。また③「標準」集団と比較できること、④繰り返し測定できる方法であることが望ましい。

この目的のために開発されたのが、「新職業性ストレス簡易調査票」である（川上ら、2012）。この調査票は、これまで広く企業で使われている「職業性ストレス簡易調査票」に新たに項目を追加し、より多面的、包括的に健康いきいき職場に関わる仕事の負担、仕事の資源、アウトカムを測定することを可能にしている（**表 1-2**）。項目数の追加により調査票の分量が多くなって現場で使用しにくくなることを避けるために、合計80項目という少ない項目数で測定することが可能な「推奨セット短縮版」も作成されている（Inoue et al., 2014）。

新職業性ストレス簡易調査票では、アウトカムとして、心理的ストレス反応に加えて、従業員のいきいき（ワーク・エンゲイジメント）、職場の一体感を測定できる。また仕事の負担と仕事の資源について、前出の健康いきいき職場の理論モデル（図1-2）に従って測定できるようになってい

表1-2　新職業性ストレス簡易調査票の推奨尺度

区　分	職業性ストレス簡易調査票の尺度	新職業性ストレス簡易調査票で追加した尺度
仕事の負担	1. 量的負担 2. 質的負担 3. 身体的負担度 4. 対人関係 5. 職場環境	6. 情緒的負担 7. 役割葛藤 8. ワークセルフバランス(ネガティブ)
作業レベル資源	9. 仕事のコントロール 10. 仕事の適性 11. 技能の活用 12. 仕事の意義	13. 役割明確さ 14. 成長の機会
部署レベル資源	15. 上司のサポート 16. 同僚のサポート 17. 家族友人のサポート	18. 経済地位/尊重/安定報酬 19. 上司のリーダーシップ 20. 上司の公正な態度 21. ほめてもらえる職場 22. 失敗を認める職場
事業場レベル資源		23. 経営層との信頼関係 24. 変化への対応 25. 個人の尊重 26. 公正な人事評価 27. キャリア形成 28. ワークセルフバランス(ポジティブ)
健康いきいきアウトカム	29. 心理的ストレス反応 30. 身体的ストレス反応 31. 仕事の満足度 32. 家庭の満足度	33. 従業員のいきいき 　　(ワーク・エンゲイジメント) 34. 職場の一体感 　　(ソーシャルキャピタル) 35. 職場のハラスメント

出典）川上（2014）

る。簡単なフィードバック様式も作成されており，従業員のいきいきと職場の一体感を職場単位で集計した結果を，日本の労働者の平均と比較し判定することができる。いずれかに問題があり，これを改善したい場合には，さらに仕事の負担，作業レベル，部署レベル，企業（または事業場）

レベルの仕事の資源に関する職場の平均得点を日本の労働者の平均と比較し，問題がありそうな，あるいはより強化したい領域を選ぶことができる。さらに職場の負担や資源の個別の尺度の得点パターンもプロフィールとして読み取れる。こうした情報は，職場ごとに健康いきいき職場づくり活動の方向性を決めるのに役立つと考えられる。新職業性ストレス簡易調査票は，事業場におけるメンタルヘルスサポートページ（http://www.mental.m.u-tokyo.ac.jp/jstress）に無償で公開されている。また新職業性ストレス簡易調査票を用いた職場の評価例を3章で紹介する。

（3） ポジティブメンタルヘルスの計画立案

職場のポジティブメンタルヘルスでは，図1-2で示したように事業場レベル，部署レベル，作業レベルの3つのレベルで対策を計画することができると考えられる。

事業場レベルでは，企業が制度設計し実施しているさまざまな施策を，健康いきいき職場づくりを推進するように戦略的に活用することが対策になる。こうした対策の例として，企業理念の浸透，人材育成・人事評価の制度の見直し，経営層との対話の活性化，多様性／ワークライフバランス施策などがあげられる。先に紹介したステークホルダー会議では，以下のような対策が提案されている（小田切ら，2012）。

1. 従業員を大切にするという企業ポリシーを掲げる。
2. 管理監督者が職場と仕事のマネジメントができるように，全社員レベルで育成，評価，支援する。
3. 従業員の多様性を考慮した方針，制度を整備し，多面的な評価を行う。
4. ワークライフバランスを考慮した働き方のできる制度を整備する。
5. 情報を公平に開示する。
6. 従業員が会社に意見を述べることのできる仕組みを整える。

部署レベルでの対策には，管理監督者へのアセスメント結果のフィードバックによる改善，管理監督者のマネジメント能力向上研修，従業員参加

型の健康いきいき職場づくりワークショップなどが具体的方法としてあげられる。先に紹介したステークホルダー会議では，以下のような対策が提案されている（小田切ら，2012）。

1. 従業員に対して支援を行う。
2. 従業員がお互い認め合い助け合うような職場づくりを推進する。
3. 仕事の意義，明確なゴールを伝え，見通しを示す。
4. 従業員には仕事の出来をフィードバックし，評価する。失敗しても次のチャンスを与え部下を育成する。
5. 従業員に裁量権を与え自律的に仕事をさせるようにする。
6. 従業員の価値観，要望を考慮したり，長所を生かすなど，多様性を考慮した人材育成を行う。
7. 従業員のワークライフバランスを考慮した仕事の割り当てを行う。
8. 管理監督者は，公正な態度につとめ，情報の透明化をはかる。
9. 従業員が意見を述べやすく，これを取り入れる職場づくりを行う。
10. 管理監督者自身が親しみやすく，話しかけやすい態度を心がける。

作業レベルでは，事業場レベルあるいは部署レベルでの対策に参加することと同時に，従業員自身の意識づくりや能力開発も対策としてあげられる。たとえば仕事の意義を見いだしたり，業務内容を自ら意義のあるものに工夫したりする能力を向上させる研修などが考えられる。また2章で紹介するようなセルフケア研修も効果的と考えられる。

（4） ポジティブメンタルヘルスと従来の職場のメンタルヘルスとの関係

ポジティブメンタルヘルスは，特に従業員と組織の活性化を目標としたアプローチであり，従来産業保健として行われてきた職場のメンタルヘルスの活動に置き換わることはできない（図1-4）。ポジティブメンタルヘルスは，職場のメンタルヘルスの第一次予防活動をポジティブなアウトカムへ，また組織的要因への対策へと拡大したものと位置づけられる。むし

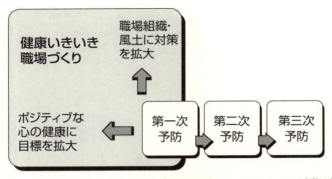

図1-4 ポジティブメンタルヘルスと従来の職場のメンタルヘルス活動の関係
ポジティブメンタルヘルスは職場のメンタルヘルスの第一次予防を拡張したものであり，従来の職場のメンタルヘルスの代替えになるわけではない。

ろ従来の職場のメンタルヘルス対策の手が届かなかったところに対する対策と考えるべきである。

しかしポジティブメンタルヘルスが進むことで，従来の職場のメンタルヘルスにもよい効果があると見込まれる。たとえば，ポジティブメンタルヘルスにより従業員のいきいきと職場の資源が増加することで，メンタルヘルス不調の発生が減るかもしれない。ポジティブメンタルヘルスの実施を通じて，人事労務，健康管理，経営企画などの部門の相互理解と協力が深まり，職場のメンタルヘルスがより円滑に進むようになることも期待される。

メンタルヘルス不調者の職場復帰支援（第三次予防）においても，健康いきいき職場づくりの活動の中で形成される職場の一体感や多様性への配慮は，復職してきた従業員にとって支援的に働くことも期待される。ポジティブメンタルヘルスが従業員の心理的な資本を育成するという視点を持っていることからは，復職してきた従業員に対して，その障害や回復に配慮しながら，人材育成の観点からの支援を行うことにもつながる。

Column 1

ワーク・エンゲイジメント

◆ ワーク・エンゲイジメントとは

　近年の社会経済状況の変化にともない，職場のメンタルヘルス活動では，精神的不調への対応やその予防にとどまらず，個人や組織の活性化を視野に入れた対策を行うことが，広い意味での労働者の「こころの健康」を支援するうえで重要になってきた。このような流れを受け 2000 年前後から，心理学および産業保健心理学の領域でも，人間の有する強みやパフォーマンスなどポジティブな要因にも注目する動きが出始めた（島津，2014）。このような動きの中で新しく提唱された概念の 1 つが，ワーク・エンゲイジメント（Work Engagement）（Schaufeli & Bakker, 2010）である。

　ワーク・エンゲイジメントの概念を学術的に整理したシャウフェリ（Schaufeli, W. B.）らは，ワーク・エンゲイジメントを以下のように定義している（Schaufeli, Salanova, Gonzalez-Romá, & Bakker, 2002）。

　　ワーク・エンゲイジメントは，仕事に関連するポジティブで充実した心理状態であり，活力，熱意，没頭によって特徴づけられる。エンゲイジメントは，特定の対象，出来事，個人，行動などに向けられた一時的な状態ではなく，仕事に向けられた持続的かつ全般的な感情と認知である。

　このように，ワーク・エンゲイジメントは，**活力**（vigor），**熱意**（dedication），**没頭**（absorption）の 3 要素から構成された複合概念であることがわかる。このうち，活力は「就業中の高い水準のエネルギーや心理的な回復力」を，熱意は「仕事への強い関与，仕事の有意味感や誇り」を，没頭は「仕事への集中と没頭」をそれぞれ意味している。したがって，ワーク・エンゲイジメントの高い人は，仕事に誇り（やりがい）を感じ，熱心に取り組み，仕事から活力を得て活き活きとしている状態にあると言える。

◆ ワーク・エンゲイジメントを高める要因

　ワーク・エンゲイジメントを高める要因としては，**仕事の資源**（job resources）と**個人資源**（personal resources）が，これまでの実証研究で明らかにされている。

　仕事の資源とは，仕事において，①ストレッサーやそれに起因する身体

的・心理的コストを低減し，②目標の達成を促進し，③個人の成長や発達を促進する機能を有する物理的・社会的・組織的要因である。これらの資源は，課題レベル，対人レベル，組織レベルの3つの水準に分けて分類することができる（Schaufeli & Bakker, 2004）。これまでの研究から，仕事の資源が豊富にあるほど，ワーク・エンゲイジメントが高まることがわかっている。たとえば，仕事の出来ばえについて上司からフィードバックがあること，上司や同僚から支援されていること，仕事に自律性があること，革新的な風土で仕事をしていること，組織からきちんと報酬や承認を受けていること，組織の価値と個人の価値とが一致していること，などがワーク・エンゲイジメントの高さにつながることが明らかにされている（Halbesleben, 2010）。

　個人資源についても，ワーク・エンゲイジメントを高める要因となりうることが明らかにされている。個人資源とは，個人の「内部」にある心理的資源であり，積極的な対処スタイル，自己効力感（ある行動をうまく実行できるという自信），組織での自尊心，楽観性，レジリエンス（ねばり強さ）などが該当する。個人資源とワーク・エンゲイジメントとの関連を検討した先行研究では，個人資源が豊富なほどワーク・エンゲイジメントが高いことが示されている（Halbesleben, 2010）。

◆ ワーク・エンゲイジメントの結果

　ワーク・エンゲイジメントの結果としては，心身の健康，仕事や組織に対するポジティブな態度，仕事のパフォーマンスとの関連が検討されている。これまでの実証研究では，ワーク・エンゲイジメントが高いと，心身の健康度が高く，組織に愛着を感じやすく，仕事を辞めにくく，生産性が高いことが明らかにされている（Halbesleben, 2010）。

◆ ワーク・エンゲイジメントの測定

　ワーク・エンゲイジメントの測定に関して，これまでに信頼性・妥当性の確認されている尺度は3種類ある。その中で，最も広く使用されているのが，ユトレヒト・ワーク・エンゲイジメント尺度（Utrecht Work Engagement Scale：UWES）（Schaufeli, Salanova, Gonzalez-Romá, & Bakker, 2002）である。UWESは，オランダ・ユトレヒト大学のシャウフェリらによって開発された尺度であり，彼らが想定している3つの下位因

子，すなわち活力（例：仕事をしていると，活力がみなぎるように感じる），熱意（例：自分の仕事に誇りを感じる），没頭（例：仕事をしていると，つい夢中になってしまう）を17項目で測定することができる。これまでに，オランダ（Schaufeli et al., 2002）や日本（Shimazu, Schaufeli, Kosugi, Suzuki, Nashiwa, Kato et al., 2008）をはじめとして23ヵ国で標準化または使用されている。いずれの言語においても，良好な信頼性・妥当性が確認されている。UWESには，各因子を3項目ずつ，合計9項目によって測定できる短縮版も開発されている（Schaufeli, Bakker, & Salanova, 2006）。

（島津　明人）

2章

いきいきと働くための
ポジティブメンタルヘルス教育

　企業で行われるメンタルヘルス教育には，大きく分けると，いわゆる上司の立場にある者に向ける**管理監督者教育**と，個々の従業員に向ける**個人向け教育**（セルフケア教育）の2種類がある。
　管理監督者教育は，管理監督者が部下の健康を維持するために上司として必要な知識や技術を学ぶものである。管理監督者を含む事業場には，従業員が安全で健康に働けるように配慮して必要な措置を講じる義務がある（**安全配慮義務**）。従来の管理監督者教育では，部下が不調に陥らないために役立つ知識と，不調になったときに援助するための技術が提供されてきた。
　一方，個人向け教育は，従業員が自分自身の健康を維持するための方法を学ぶものである。個々の従業員は，会社に労務を提供する代わりに賃金をもらう雇用契約を結んでいる。従業員は安定して労務を提供するために，自身の健康を保持する義務がある（**自己保健義務**）。従来の個人向け教育では，安定した労務を提供できるために健康を維持する方法を従業員に伝えてきた。
　では，これら従来の教育と，いきいきと働くための管理監督者教育や個人向け教育との間にはどのような違いがあるのだろうか。
　従来の管理監督者教育が，部下の不調を防ぎ，部下が不調になったときに適切に対処する方法を学ぶものであるとしたら，いきいき働くための管理監督者教育では，部下がより仕事に熱意をもって取り組めるよう，モチ

ベーションを高め,部署の一体感やチームワークを高めるための方法を学ぶこととなる。

　また,従来の個人向け教育が,健康を維持することを目的としていたとするならば,いきいき働くための個人向け教育では,より仕事へのコミットメントを深め,モチベーションを増進し,仕事をしていると活力を得られるような状態を自分でつくり出すことに役立つ知識や技術が提供される。

　もちろん,従来のメンタルヘルス教育が不要となるわけではない。従来のメンタルヘルス教育を浸透させた上で,さらに対策を進めるときに取り入れると良い。もしくは,経営戦略上や担当するプロジェクトの性質上特にいきいきと働くことが必要な部署や,いきいき度の低い部署,いきいき働くことに焦点をあてたプログラムが合う部署などに部分的に取り入れることも方法のひとつである。

　本章では,はじめに,メンタルヘルス教育の基本的な進め方について,これまで明らかにされている科学的な根拠に基づいて記述する。いきいき働くためのメンタルヘルス教育は,従来のメンタルヘルス教育の上に積み上げることで効果を発揮する。また,すでにメンタルヘルス教育に取り組んでいる企業でも,科学的根拠に基づいた方法で実施できているか見直すことは有益であろう。さらに,従業員がいきいきと働くことを目的として作成された研修プログラムを活用した実践例を紹介しながら,教育研修において重要な点をまとめていく。

2-1　管理監督者向け教育研修の基礎

　「労働者の心の健康の保持増進のための指針」(以下,「指針」)には,管理監督者の役割と,そのために必要な管理監督者向けの教育研修についてまとめられている。「指針」によると,管理監督者は,部下である労働者の状況や職場における具体的なストレス要因を把握して,その改善を図ることができる立場にあることから,職場環境等の把握と改善,労働者からの相談対応を行うことが必要であるとされる。そのために,事業者は,管

理監督者に対して，メンタルヘルスケアに関する事業場の方針や労働者からの相談対応の方法などを内容とする教育研修，情報提供を行うものとされている。

（1） 管理監督者向け教育研修の意義

　事業場において，メンタルヘルスの対策を進めるにあたって，管理監督者教育は重要な位置づけである。廣ら（2000）は，その理由について，以下の2点を挙げている。

▶**職場のストレスの程度は管理監督者によってある程度左右される**
　　　心身の健康に影響を与える職場環境には，管理監督者が適切な心配りや注意深い配慮を行うことによってある程度軽減できるものが少なくない。

▶**管理監督者は精神不健康者の早期発見のキーパーソンである**
　　　管理監督者は，労務管理などを通して，日頃から部下の言動や業務効率の低下などに気づくことのできる立場にいる。また，安全配慮義務の観点からも，部下の過重労働やメンタルヘルス不調を関知し，対応するべき立場にあるといえる。

　さらに付け加えるとすると，部下のモチベーションや仕事へのコミットメントの度合いは管理監督者の言動によって左右されることも管理監督者教育研修が重要とされる理由と考えられる。管理監督者いわゆる上司の言葉ひとつ行動ひとつで，ぐんとモチベーションがあがったり，やる気がなくなってしまったり，こういった経験は誰にでもあるのではないだろうか。

　メンタルヘルスに関する知識と技術は，管理監督者自身にとっても，人事・労務管理をする上で必須のものである。また，これらの知識・技術を身につけていることが，人事・労務管理をする上での難しさを軽減し，問題を予防することにもつながる。また，いきいきに焦点をあてた管理監督者教育研修によって，部下のコミットメントの度合いやモチベーションの向上につながることを考えると，教育研修の受講者本人（管理監督者）にとってのメリットも大きいといえる。

（2） 科学的根拠に基づいた管理監督者向け教育研修の進め方

厚生労働省科学研究費労働安全総合研究事業によって部下である労働者のストレス反応の低減に有効と判断された対策を，事業場でどのように企画・実施すればよいかについてのポイントをまとめたガイドラインが示されている（川上ら，2012a）。このガイドラインは，管理監督者向け教育研修の効果について，部下を含む従業員のストレス反応を効果の指標とした国内外の研究をレビューして作成されたものである。

ガイドラインは，管理監督者向け教育研修を事業場で企画・実施するにあたって，「対象者の選定」，「研修内容・形式」，「実施回数」の3つの要素から構成されている。それぞれの要素では，労働者のストレス反応の低減に有効性が認められている対策項目が「推奨」として，有効性に関する

表 2-1 管理監督者向けストレス対策のガイドラインの「推奨」「ヒント」一覧

要　素		項　目
対象者の選定	【推奨 1】	教育の必要性が高い集団を同定し，優先して研修を行う。
	【推奨 2】	対象事業場のニーズや状況に焦点を合わせた研修を企画する。
	【推奨 3】	全ての管理職にメンタルヘルス研修を実施する。
	【ヒント 1】	研修内容はその必要性によって対象管理職の層分けを行う。
研修内容・形式	【推奨 4】	研修内容には，「指針」で推奨されている事項および代表的な職業性ストレス要因に関する事項を含める。
	【推奨 5】	管理監督者の行動変容を目的として研修を行う。
	【ヒント 2】	効率的に管理監督者の理解を深める工夫をする。
	【ヒント 3】	相談対応の技術として参加型実習を取り入れる。
	【ヒント 4】	その事業場の課題やデータを提示する。
	【ヒント 5】	事例を提示して，研修への動機付けを図る。
実施回数	【推奨 6】	1年に1回研修を行う。
	【推奨 7】	管理職教育は一度だけでなく，複数回繰り返して実施する。
	【ヒント 6】	教育内容を数回に分けてステップアップしていく。

出典）川上ら（2012a）

2章　いきいきと働くためのポジティブメンタルヘルス教育

コンセンサスが得られている対策項目が「ヒント」として，科学的根拠の水準に応じて提示されている（表 2-1）。

(3) 管理監督者向け教育研修の実施方法

▶教育担当者—誰が実施するか

管理監督者向け教育研修のガイドラインには，教育担当者についての記載はないが，職場のメンタルヘルスの専門家もしくは事業場内産業保健スタッフが実施することが望ましい。事業場内に知識や技術のあるスタッフがいない場合には，事業場外資源（産業保健総合支援センター，民間EAP 機関など）を利用することも有用である。ただし，メンタルヘルスケアに関する事業場の方針や相談体制など，事業場に関連する情報は，事業場内スタッフが説明するほうが，より効果的な教育となる。

▶対象の選定—誰に実施するか

研修を受ける管理監督者の割合が高い部署ほど研修効果が高いなどの点から，すべての管理監督者に実施することが推奨されている。その中でも特に，就業の見通しに不安がある集団や減給が行われた職場など，教育の必要性の高い部署の管理監督者に対して優先的に研修を行うことが推奨されている。

▶実施の時期—いつ実施するか

実施の時期は，事業場の行事と照らし合わせて，繁忙期を避けて行うことが望ましい。また，事業場としての施策の一環であることを明示するために，可能な限り，就労時間内に実施する。対象者が一番参加しやすく，参加可能性が高まるようにスケジュールを組むことが大事である。

▶実施場所—どこで実施するか

実施場所は，事業場内の会議室など対象者が参加しやすい場所が望ましい。設備としては，プロジェクター，パソコン，マイク，レーザーポインター，ホワイトボードがあると便利である。備品としてはグループワークをする際には，模造紙やマーカー，卓上名札があると便利である。

▶教育研修の内容—どのような内容を提供するか

研修内容としては，「指針」で推奨されている事項及び代表的な職業性

ストレス要因に関する事項を含めると良いとされている。「指針」では，管理監督者が学ぶべき内容について，以下の11項目が挙げられている。これらの内容すべてを一度の教育研修に盛り込むことはできないため，必要に応じて対象管理職の層分けを行って研修ごとに内容を決定する。

①**メンタルヘルスケアに関する事業場の方針**

　　事業場の方針の中で，メンタルヘルスの施策がどう位置づけられているかを知ることは，管理監督者が役割を果たす上で要となる。特に，「従業員のいきいき」や「健康」，「職場の一体感」などポジティブな側面が経営の中でどのような位置づけで，どのような施策でこれらを実現していくのかを伝える必要がある。

②**職場でメンタルヘルスケアを行う意義**

　　リスクマネジメント（精神疾患・自殺の労災認定，民事訴訟事例などで示唆される事業場の責任を果たすため）や労働者の健康の保持に加えて，ポジティブな側面も付け加えることで，生産性や労働生活の質の向上などを通じて，財務・組織目標の達成へとつながることを示す。

③**ストレス及びメンタルヘルスケアに関する基礎知識**

　　職場のメンタルヘルスの現状，メンタルヘルス関連疾患についての知識，職業性ストレスモデル（Hurrell & McLaney, 1988）などが挙げられる。管理監督者が疾病に関して専門的な知識をもつ必要はなく，メンタルヘルスの不調が誰にでも起こりうるものであるという認識と基礎的な知識があれば十分である。ポジティブメンタルヘルスの視点から考えると，これらに加えて，「従業員のいきいき」や「健康」，「職場の一体感」を高めるために，仕事の資源が関連することを知ってもらうと良い。

④**管理監督者の役割及び心の健康問題に対する正しい態度**

　　労働契約法第5条に定められている安全配慮義務における使用者には管理監督者も含まれることを伝える。部下のモチベーションを引き出し，部署全体のチームワークを高めることに貢献する行動レベルの働きかけも管理監督者の役割として伝える必要がある。

⑤職場環境等の評価及び改善の方法

　「職場環境」には、労働者の心の健康に関係するあらゆる仕事上の要因が含まれる。部署内の要因だけでなく、公正な人事評価などの人事労務管理体制や、変化に対応できるかなどの職場組織のあり方とも密接な関係があることを伝えた上で、管理監督者が関わることのできる範囲の要因を示す。**表 2-2** に、関連する要因と、それぞれに対応した管理監督者の行動例を示す。

⑥労働者からの相談対応の方法

　相談対応の方法として管理監督者が身につけるべきことは、主に次

表 2-2　管理監督者が関わることのできる仕事の資源の要因と行動例

	要因	行動例
作業レベル	仕事のコントロール	仕事量や質の負担に見合った裁量度を与えること
	仕事の適性	メンバーそれぞれの適性を考えた上で、仕事を振り分ける
	技能の活用	メンバーのもつ技能を把握し、仕事の分担の際に参考にする
	仕事の意義	仕事の指示を出すときには、意義もあわせて伝えること
	役割明確さ	メンバーそれぞれの役割が明確になるよう、ミーティングや分担表を活用すること
	成長の機会	メンバーそれぞれの段階に応じて、新しい仕事を与える
部署レベル	上司の支援	メンバーの様子を観察し、声をかける
	同僚の支援	同僚間の支援関係が醸成されるよう定期的にミーティングを開く
	尊重報酬	メンバーの行った仕事にふさわしい評価をする
	上司のリーダーシップ	メンバーの行った仕事に対して適切なフィードバックを行う、メンバーが自ら問題解決できるよう指導する
	上司の公正な態度	偏見を持たずに、メンバーに思いやりと誠実さを持って対応する
	ほめてもらえる職場	業務の結果に対して、ねぎらいや感謝の言葉を伝える、表彰制度を設ける
	失敗を認める職場	メンバーが失敗したときのフォローの体制を整える

の3つに分けられる。「部下の状況把握」,「相談にのる環境整備」,「事業場内資源との連携」である。把握しておくべき部下の状況としては,労働時間,業務量,業務内容などの仕事に関連する事柄,ストレスの原因や不調のサインなど健康に関連する事柄である。相談にのる環境整備のためには,相談にのることのできる日時を明確にする,積極的傾聴技法など話の聴き方の技術を身につけておくなどが有効である。事業場内資源との連携では,部下に体調不良などの兆候がある場合には,事業場内の産業保健スタッフと相談・具体的な指導をすることが挙げられる。

⑦心の健康問題により休業した者の職場復帰への支援方法

事業場での休復職時のルールや手順について伝える。その際には,休業前,休業中,復帰時,復帰後のそれぞれの段階において,管理監督者とその他の関係者の役割を明確に示しておく。

⑧事業場内産業保健スタッフ等との連携及びこれを通じた事業場外資源との連携の方法

事業場内の体制や事業場外資源との連携方法について明確にしておく。その際,どのような場合に連携するか例を示すと良い。また,産業保健スタッフの守秘義務についてもあわせて伝えておく。

⑨セルフケアの方法

管理監督者が役割を果たす前提として,自身のセルフケアができていることは外すことができない。管理監督者も個人向け教育研修に参加する,管理監督者向け教育研修の中でセルフケアをテーマに扱うなど体制に組み込んでおく。

⑩事業場内の相談先及び事業場外資源に関する情報

事業場内の相談窓口や担当者,事業場外で利用可能な機関についての情報提供を行う。

⑪健康情報を含む労働者の個人情報の保護等

相談対応などで知った従業員の情報について,人事・労務,産業保健スタッフを含めて他の者に伝える場合は,その必要性を本人に説明し,どの情報を伝えるかを明確にし,本人の了解を得てから情報を伝

えることが基本である。なお本人の同意がとれない場合で，かつ本人をそのまま就労させておくことにリスクを感じた場合には，事業場の安全配慮義務の代行者である管理監督者として，本人の同意を得ずに人事労務担当者，産業保健スタッフあるいは家族に連絡をとる場合もあることを伝えておく。この場合には，そうした行動をとった理由を明確に記録しておくよう指示する。

▶教育方法・形式―どのような手段を使うか

主に，集合教育研修方式で実施する。時間は1〜3時間程度で実施されることが多いが，対象者が参加しやすいように配慮する。また，特別なマネジメント技術を習得する場合には，さらに長い時間の研修となることもあり，内容も考慮して時間を決める。相談対応の技術などを習得する場合には，ロールプレイやグループディスカッションを含めた参加型学習のほうが，効果が高いとされている。講義形式であれば50名程度まで，グループワークを取り入れる場合には，講師以外にファシリテーターなども適宜加えながら，30名程度までの人数で行うことが望ましい。

他には，イントラネットを通じた情報提供や，ウェブを用いた自主学習（eラーニング）などの形式もある。ガイドラインでも，時間や場所の制約を踏まえた上で，効率的に管理監督者の理解を含める工夫をするとされており，集合教育研修方式と組み合わせて活用したい。

▶実施の頻度・回数―どれくらい実施するか

実施頻度・回数としては，1年に1回を目安に，複数回繰り返して実施することが望ましいとされている。1回の研修による長期的な効果については科学的な根拠がなく，管理監督者の知識や行動レベルの研修効果は半年程度で減ることが示されている。そのため，1年に1回，定期的に研修を実施し，研修の効果を維持する必要がある。

また，1回の研修ですべての内容を盛り込むのではなく，教育内容を数回に分けて，ステップアップしていくことが望ましい。一度の研修で習得できる知識や技術は限られるため，詰め込みすぎるのではなく，数ステップに分け，数年かけてすべてを習得するような研修体系も有効である。

2-2 個人向け教育研修の基礎

「指針」では，職場のメンタルヘルス対策において労働者個人が担うべき役割と，そのために必要な個人向けの教育研修についてまとめられている。ここで労働者自身は，自分自身でストレスに気づき，ストレスに対処するための知識，方法を身につけ，実施することが求められている。このため，事業者は，労働者が，これらを修得できるような内容の教育研修，情報提供を行うものとされている。

(1) 個人向け教育研修の意義

個人向け教育研修の意義について，島津（2007）によると，次の3つが挙げられる。①ストレス要因の中には，従業員個人に固有のものも存在するため，従業員の健康・安全・生産性を確保し向上するには，組織志向アプローチだけでは不十分であり，従業員自身のストレス対処能力を向上させるアプローチも併用する必要がある。②組織志向アプローチは実施期間が長く，効果出現までに時間がかかるため，短期間に効果が出現しやすい個人志向アプローチを併用する必要がある。③ストレス対策は周囲（上司，部下，同僚）や家族の健康や利益にも結びつく効果があるため，事業所や企業全体にも良い影響がもたらされる可能性がある。

これらの点から，個人向け教育研修を行うことの意義は大きいと考えられる。

(2) 科学的データに基づいた個人向け教育研修の進め方

個人向けストレス対策の効果についても，科学的根拠を示すために定められた研究手法に則って行われた研究，およびそれらの研究の効果を総合的に検証した研究をレビューして作成されたガイドラインが示されている（川上ら，2012b）。ガイドラインには，労働者のストレス反応の低減に有効と判断された対策を，事業場でどのように計画・準備し，どのように実施すればよいかについてのポイントが提示されている。

ガイドラインは，個人向け教育研修を事業場で企画・実施するときの流

表 2-3 個人向けストレス対策のガイドライン

要　素		項　目
計画・準備	【推奨1】実施回数	心理的ストレス反応の低減を目的としたプログラムの場合，最低2回の教育セッションと1回のフォローアップセッションを設ける。
	【推奨2】ケアの提供者	職場のメンタルヘルスの専門家，もしくは事業場内産業保健スタッフが実施する。
	【推奨3】ストレス評価の事後対応	労働者のストレス状況を評価する場合は，評価結果を返却するだけでなく，ストレス軽減のための具体的な方法（教育や研修）を併せて提供する。
	【ヒント1】対象の設定	時間，費用，人的資源などに制約がある場合には，優先度の高い集団から実施する。
	【ヒント2】1回あたりの実施時間	1回あたりの実施時間は2時間程度とすることが望ましい。
内容	【推奨4】プログラムの構成	プログラムでは，認知行動的アプローチに基づく技法を単独で用いるか，リラクセーションと組み合わせて実施する。
形式	【推奨5】プログラムの提供形式	事業場や参加者の特徴・状況に応じて，提供形式（集合教育，個別教育）を選択する。
	【ヒント3】セルフケアとその他の対策との組合せ	学習内容の活用を促進させるための職場環境づくりを行う（裁量権を上げるための対策を併用する）。
事後の対応	【推奨6】フォローアップセッションの設定	教育セッションの終了後にフォローアップセッションを設け，プログラムで学んだ知識や技術を振り返る機会や日常生活での適用を促進する機会を設ける。
	【ヒント4】活用促進のための工夫	知識や技術を定着させ，日常生活での活用を促進するための工夫を行う。

出典）川上ら（2012 a）

れに沿って,「計画・準備」,「内容」,「形式」,「事後の対応」の4つの要素から構成されている。科学的根拠の水準に応じて「推奨」と「ヒント」が示されている (**表 2-3**)。

(3) 個人向け教育研修の実施方法
▶教育担当者─誰が実施するか
　厚生労働省のガイドラインによると，個人向け教育研修の担当者は，職場のメンタルヘルスの専門家，もしくは事業場内産業保健スタッフが実施することが推奨されている。教育研修を実施する上では，必要な知識や技術を事前に習得しておくことが必要となる。たとえば，個人向け教育研修では，認知行動的アプローチに基づく技法が推奨されている。教育研修の担当者もそういった知識や技術を習得しておく必要がある。もし，事業場内に知識や技術をもった担当者がいない場合には，事業場外資源を活用することも有用である。

　教育研修実施の際には，その事業場のメンタルヘルス体制に関わる主要な関係者（産業医，産業看護職，心の健康づくり専門スタッフ，人事・労務担当者など）が出向いて，事業場の健康管理体制について説明すると，その後の健康管理制度の利用につながりやすくなるメリットがある。

▶対象者の選定─誰に実施するか
　従業員全員が対象となる。ただし，派遣職員やパートタイム，アルバイトなどの雇用形態の従業員については，各事業場で方針を定める必要がある。ガイドラインでは，時間や費用，人的資源に制約がある場合には，優先度の高い集団から実施することとされている。ストレス反応のレベルが高い対象者やセルフケアへの関心が高い対象者，新入社員や異動者，昇進・昇格者など環境の変化がある対象者などの優先度を高めることが望まれる。ポジティブメンタルヘルスの視点から考えると，部署の一体感やワーク・エンゲイジメントが低い職場などからの実施も有効的である。

　別の選定方法として，同期同士や，入社年度の近い対象者，同じ仕事内容を担当する部署ごとなど共通点のある集団でグループを組んで実施する方法もある。この方法で実施すると，抱えている課題や問題意識が近く，

より対象者のニーズに合わせた内容で構成できるという利点がある。また，研修に参加したメンバー間で良好な関係が形成され，サポートネットワークが形成されやすくなるという利点もある。

▶実施の時期─いつ実施するか

実施の時期は，事業場の繁忙期や他のイベントを避けて実施することが望ましい。事業場としての施策の一環であることを明示するために，就労時間内に実施することが望ましいが，雇用形態が多様な事業場では，その限りではない。たとえば，パートやアルバイトの多い職場では，昼休みや就業時間後など時間をずらして実施することも考慮に入れたい。また，交替制の職場の場合には，それぞれの勤務時間帯に合わせたスケジュール編成が求められる。

▶実施場所─どこで実施するか

管理監督者教育と基本的には同様であるが，個別教育形式の場合は，通常の相談対応と同様に，守秘義務の守られる静かな個室で実施されることが望ましい。

▶教育研修の内容─どのような内容を提供するか

研修内容としては，「指針」において，個人向け教育研修で提供するべき内容について以下の7項目が挙げられている。

①メンタルヘルスケアに関する事業場の方針

　　事業場の方針の中で，メンタルヘルスの施策がどう位置づけられているか伝える。特に，「従業員のいきいき」や「健康」，「職場の一体感」などに向けて個々の従業員がどのような役割を担うのか明確にしておくことに意義がある。

②ストレス及びメンタルヘルスケアに関する基礎知識

　　職場のメンタルヘルスの現状，メンタルヘルス関連疾患についての知識，職業性ストレスモデルなどが挙げられる。これらに加えて，「従業員のいきいき」や「健康」，「職場の一体感」を高めるために，どのような個人要因が関係しているかを伝える必要がある。

③セルフケアの重要性及び心の健康問題に対する正しい態度

　　「指針」では，労働者自身がストレスや心の健康について理解して

自らのストレスを予防，軽減，対処することを「セルフケア」と呼んでいる。ポジティブメンタルヘルスの視点から考えると，セルフケアの重要性について強調するだけでなく，自身の「いきいき」を高めるためや健康を増進するための行動をとることもあわせて伝える必要がある。

④ストレスへの気づき方

⑤ストレスの予防，軽減及びストレスへの対処法

　ガイドラインによると，プログラムには，認知行動的アプローチに基づく技法を単独で用いるか，リラクセーションを組み合わせて実施することが推奨されている。認知行動的アプローチの技法を内容に取り上げて，ストレスへの気づき方や対処法を伝えるとよい。よく使われる技法としては，行動活性化技法，認知再構成技法，問題解決技法，アサーティブネス・スキルがある。リラクセーションでは呼吸法や筋弛緩法がよく用いられる。

⑥自発的な相談の有用性

　④を踏まえてストレスに気づいたときには，早期に自発的に相談することが有効であることを伝える。ポジティブメンタルヘルスの視点からは，モチベーションを維持したい，高めたい，仕事がもっとうまくまわるようなコミュニケーションの方法を身につけたいなど，「従業員のいきいき」や「職場の一体感」に役立つスキルを習得するために事業場内の相談機関を利用することも推奨するとよい。相談事例をあわせて提示すると，自発的な利用につながりやすくなる。

⑦事業場内の相談先及び事業場外資源に関する情報

　事業場内の相談窓口や担当者，事業場外で利用可能な機関についての情報提供を行う。

▶教育方法・形式―どのような手段を使うか

プログラムの提供形式には，個別教育形式，集合教育形式，eラーニングなどの手法がある。事業場や参加者の特徴・状況に応じて，提供形式を選択することが推奨されている。個別教育形式では，ニーズのある対象者に④，⑤で挙げたようなスキル提供を個別に実施する場合などがある。集

表 2-4　個人向け教育研修実施のアレンジ例

1. 上半期に1回，下半期に1回，テーマを変えて実施する
2. 1週間の間隔を空けて2回実施し，フォローアップはメールで行う
3. 研修時間を90分に短縮して2回実施し，30分のフォローアップを設ける

合教育形式の場合は，グループを活用した参加型学習を取り入れることが効果的とされている。eラーニングは，時間や場所の制約を受けることなく各自のペースで学習できるという利点がある。また，必要に応じて繰り返し学習することが可能である。しかし，他の参加者との交流の機会がないため，他の手法とあわせて活用されることが好ましい。

集合教育形式について，時間は，1回あたり2時間程度が望ましいとされている。人数としては，講義形式であれば50名程度まで，グループワークを取り入れる場合には，講師以外にファシリテーターなども適宜加えながら，30名程度までの人数で行うほうが効果的である。

▶**実施の頻度・回数──どれくらい実施するか**

実施の頻度・回数としては，最低2回の教育セッションと1回のフォローアップセッションを設けることが推奨されている。また，プログラムを複数回に分けて実施する場合，多くの研修では1週間～2週間の実施間隔を設定している。研修内容に応じて，1回あたりの分量が多くなりすぎないように複数回に分けることで，知識・技術の習得が円滑になる。その際には，簡単な内容や身近な内容から複雑な内容へとステップアップする方式を採用すると，参加者の意欲とモチベーションが維持されやすくなる。

ただし，間隔を空けて2回以上実施する，フォローアップのセッションを設けるなどが現実的には難しい場合には，**表 2-4** のように工夫することが有用である。各事業場で実施しやすい頻度に工夫して実施を継続していくことに意味がある。

2-3 部下のいきいきをアップさせるための管理監督者のマネジメント行動と教育研修

本節では、部下のいきいき度の向上を目的として、HSEマネジメントコンピテンシー調査票を活用した管理監督者向け教育研修について紹介する。HSEマネジメントコンピテンシー調査票とは、英国安全衛生省庁

表 2-5 HSEマネジメントコンピテンシー調査票の4領域12下位項目とコンピテンシー例

領域・項目	コンピテンシー例
A. 部下への配慮と責任	
1. 誠実さ 2. 感情のコントロール 3. 配慮ができる	自分はやると言ったことは実行する。 自分の気分が、どんな時どう変わるか自覚している。 ネガティブなフィードバックより、ポジティブなフィードバックを多く与える。
B. 現在と将来の仕事に対する適切な管理・伝達	
1. 先の見通しをたてて仕事を管理する 2. 問題解決 3. メンバー意識を高める／権限を与える	チームの作業量を常に把握している。 チームを代表して問題をフォローする。 チームのメンバーが役割に応じて成長できるよう助ける。
C. チームメンバーへの積極的な関わり	
1. 身近な存在である 2. 社交的である 3. 共感をもって接する	チームのメンバーと一対一で話す機会を定期的に設ける。 職場においても笑顔でいる。 物事をチームメンバーの視点からも見る。
D. 困難な状況における合理的な考えと対処	
1. 対人関係への対応 2. 組織が持つ資源の利用 3. 責任をもって問題解決にあたる	チーム内の小さな口論が大きな争いになる前に対処する。 問題に対応する助けとして、人事部門を利用する。 物事がうまくゆかない場合の最終責任は自分がとることを明確にする。

出典) 川上ら (2014)

表2-6 HSE マネジメントコンピテンシー調査票の4領域と管理監督者の評定する職場の健康・生産性との関連

HSE マネジメントコンピテンシーの領域		心理的ストレス反応	ワークエンゲイジメント	職場の一体感	職務の遂行	創造性の発揮	積極的な学習
A	部下への配慮と責任	-0.164*	0.388*	0.421*	0.411*	0.425*	0.446*
B	現在と将来の仕事に対する適切な管理・伝達	-0.187*	0.395*	0.454*	0.423*	0.507*	0.468*
C	チームメンバーへの積極的な関わり	-0.117*	0.448*	0.526*	0.463*	0.485*	0.509*
D	困難な状況における合理的な考えと対処	-0.077	0.342*	0.427*	0.306*	0.437*	0.413*

＊　有意水準5％で有意であることを示す
出典）川上ら（2014）

行動、能力	判定結果		
	改善の必要あり（50％未満）	及第点（50〜74％）	優れている（75％以上）
領域1　部下への配慮と責任：自分の感情をコントロールし、誠実に対応する	〜59点	60〜65点	66点以上
A 誠実さ	〜17点	18〜19点	20点以上
B 感情のコントロール	〜20点	21〜23点	24点以上
C 配慮ができる	〜20点	21〜23点	24点以上
領域2　現在と将来の仕事を管理し伝達する	〜76点	77〜85点	86点以上
A 先の見通しをたてて仕事を管理する	〜31点	32〜34点	35点以上
B 問題解決	〜14点	15点	16点以上

図2-1 HSE マネジメントコンピテンシー調査票によるマネジメント行動・能力の判定（一部）
出典）川上ら（2014）

（Health and safety executive；HSE）が研究開発したものである。

HSE マネジメントコンピテンシー調査票には，4領域12の下位項目が含まれる（**表2-5**）。日本語版は東京大学大学院医学系研究科精神保健学分野において完成している。日本語版を使用した515名の管理監督者を対象とした調査により，調査票の信頼性と妥当性の検討がされ，良好な内的

整合性を示した。HSEマネジメントコンピテンシー調査票の4領域と管理監督者の評定する職場の健康・生産性アウトカム関連を**表2-6**に示す。

日本語版では，調査票に加えて，**図2-1**に示すように，HSEマネジメントコンピテンシー調査票によるマネジメント行動・能力の判定を，プロフィールによって判定できる指標ツールが作成されている。

(1) 管理監督者向け教育研修の実践例の概要
▶教育の主な目的

　教育の主な目的は，事業場のメンタルヘルス推進の背景や現在の状況を知ってもらったうえで，管理監督者の役割を明確に伝えること，また，その役割の中で，健康いきいき職場づくりに貢献するマネジメント行動を実践してもらうことである。そのツールとして，HSEマネジメントコンピテンシー調査票を使用し，現在の自身のマネジメントコンピテンシーの特徴を把握してもらう。また，グループ討議において，健康いきいき職場づくりに役立つマネジメント行動について話し合ってもらうことで，効果的なマネジメント行動を相互に学習してもらう。調査票とグループ討議を通じて，管理監督者が職場のいきいきに役立つマネジメント行動の計画をたて，実践へと結びつけることをねらいとする。

▶形式・時間・人数

　集合教育研修形式で実施する。机や椅子の配置は講義形式ではなく，グループワーク形式とする。

　通常3時間で実施する研修であるが，対象者の人数が少ない場合やグループ討議の時間や全体発表の時間で調整すれば，2.5時間でも実施可能である。ただし，グループ討議や全体発表は最も重要なので，可能な限り時間を削らずに実施することが望ましい。時間を多くとることが可能ならば，グループ討議や個人ワークの時間を増やして，3時間半の研修として組むとゆとりがもてる。

　対象人数は20〜40名である。1グループあたりの人数は4〜6人ほどが望ましい。人数がこれ以上になる場合にはファシリテーターを追加する，全体発表の1グループあたりの時間を短くするなどの調整が必要となる。

▶使用教材等

設備は，パソコン，プロジェクターが必要となる。また，会場に応じて，レーザーポインター，マイクなどもあるとよい。

配布資料は，講義のパワーポイント資料，HSEマネジメントコンピテンシー調査票，グループワークシート，個人計画ワークシート，講義アンケートが必要となる。必要に応じて，卓上名札や胸名札を用意する。

▶評　価

研修の評価は，講義アンケート，全受講対象者中の受講者の割合，研修前後での各部署のストレス診断結果，HSEマネジメントコンピテンシー調査票の結果などが挙げられる。

（2）　内容構成と実際の手順

管理監督者向け教育研修の実践例の内容構成について次に示す。タイムスケジュールについては**表 2-7**を参照してほしい。

▶事業場のメンタルヘルス体制

事業場のメンタルヘルスの体制について背景や現状を伝える。「指針」に載っている4つのケア

- 労働者自身による「セルフケア」
- 管理監督者による「ラインによるケア」
- 事業場内の健康管理担当者による「事業場内産業保健スタッフ等によるケア」
- 事業場外の専門家による「事業場外資源によるケア」

をもとに，それぞれの事業場の取り組みを説明するとわかりやすい。

▶健康いきいき職場づくり

健康いきいき職場づくりについて，以下の3つの特徴を説明し，「職場の一体感」，「従業員のいきいき」，「従業員の健康」を高めることで，生産性と従業員満足度の向上を目指すことを伝える。

①ポジティブなメンタルヘルスの実現を目標とする。

②職場の社会的心理的資源に注目する。

③メンタルヘルスに経営として取り組む。

表2-7 管理監督者向け教育研修のタイムスケジュール

項目（時間配分）
a．事業場のメンタルヘルスの体制（10分）
b．健康いきいき職場づくり（5分）
c．管理監督者の役割（10分）
休憩（5分）
d．健康いきいきマネジメントワークショップ（130分）
①ワークショップの手順の説明（5分）
②HSEマネジメントコンピテンシー調査票の紹介（5分）
③調査票で現状分析（15分）
④グループ討議（45分）
休憩（10分）
⑤全体発表・討議（30分）
⑥個人でマネジメント行動計画の作成（10分）
⑦グループ共有（10分）
e．まとめ（5分）
f．質疑応答（10分）
g．アンケート回答（5分）

　さらに，事業場で健康いきいき職場づくりの考えに基づいた取り組みをどのように行ってきたか，行おうとしているか，事業場の推進の状況を伝える．

▶管理監督者の役割

　基本的な安全配慮義務について伝えた上で，健康いきいき職場づくりにおける管理監督者の役割を明確にする．

　「職場の一体感」，「従業員のいきいき」，「従業員の健康」を高めるためには，職場の資源（作業レベル：裁量度，役割明確さなど，部署レベル：同僚の支援，ほめられる職場など）が重要であることを伝える．その上で，これらの作業レベルの資源と部署レベルの資源を高めるには，上司の

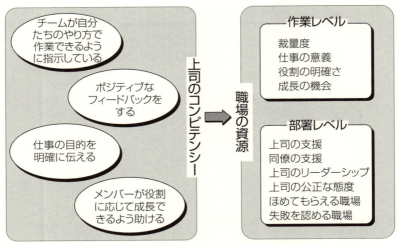

図 2-2　上司のコンピテンシーと職場の資源

マネジメントコンピテンシー行動が大きく影響することを示す（**図 2-2**）。これらを通じて，職場のメンタルヘルスや健康いきいきの鍵は，管理監督者のコンピテンシーであることを強調する。

▶健康いきいきマネジメントワークショップ

管理監督者の健康いきいきマネジメント行動（健康いきいき職場づくりに役立つマネジメント行動）を増やすワークショップを行う。

①**ワークショップの手順の説明**

最初に，ワークショップを進める手順と時間配分について説明する。

②**調査票の紹介**

HSE マネジメントコンピテンシー調査票について紹介，説明する。4つの領域に分かれていること，それぞれが部下の健康やいきいき，職場の一体感や生産性などのアウトカムと関連があることを示す。

③**調査票で現状分析**

個人ワークにて，管理監督者に自身のマネジメント行動を振り返って調査票に記入をしてもらい，自身のマネジメントの強みと弱みを把

握してもらう。自身の強みについては，グループで公表し，弱みやこれからもっと伸ばしたい領域については，こっそりと覚えておく。

④グループ討議

各管理監督者は自分のマネジメントの強みであった領域のカードを胸に下げてグループ討議に参加する（図 2-3）。グループごとに，職

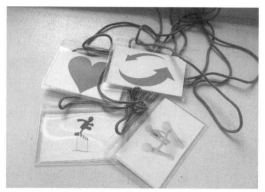

図 2-3　マネジメントの強みカード

	効果的なマネジメント	くわしい内容
1	例）情報共有の場を設ける	例）週に1度は全員でまとまって昼食をとるようにし，その時に各自先週1週間の出来事を発表したり今後1週間の予定を共有したりする
2		
3		

図 2-4　グループ討議用ワークシート

場の一体感や部署メンバーのいきいきに効果的なマネジメント行動について具体的な方法を議論し，主要なものを3つ，ワークシートにまとめてもらう（図2-4）。

　グループ討議を行う際，管理監督者が担当する部署の特徴によって，効果的なマネジメント行動が異なる可能性がある。たとえば，営業系の部署でメンバーがそろう機会が少ない職場では，「迅速かつ確実に情報共有できる仕組みをwebベースで整えておく，その使用のルールを明確化しておく」などが効果的であり，企画系の部署では，「こまめに進捗管理をするために，長期のスケジュールと短期のスケジュールを共有し，定期的に進捗把握するミーティングをもつ」ことが効果的などである。その場合は，「○○という特徴をもった部署では，××のマネジメントの工夫が効果的」，と特徴や理由もあわせてまとめてもらう。

⑤全体発表・全体討議

　グループごとにまとめた，健康いきいきマネジメント行動を発表してもらう。最低でも1グループ5分の発表時間がとれることが望ましい。発表してもらったあとには，他のグループからの質疑や意見を受けつける。その際，「そのマネジメント行動を自分が実施するとしたら」と想定して浮かんでくる疑問や意見などを出すよう促すと有意義な討議となる。講師は，発表で出たアイデアの汎用性を高めるための応用方法や一般化するための工夫などを付け加えつつ，ポジティブなフィードバックを行う。

⑥個人でマネジメント行動計画の作成

　個人ワークにおいては，研修終了後1ヵ月間の間に新しく試すマネジメント行動を2～3つ選択してもらい，その実践計画をたててもらう。その際，図2-5のワークシートを使用する。選んだマネジメント行動に名前をつけて，その具体的内容と，その行動を試したことによる，部下の変化をどう観察・評価するかについても決めておく。

⑦グループ共有

　個人ワークでたてた実践計画の中から1つ選び，グループ内で共有

	マネジメントの名前	具体的内容	どうやって部下の変化を観察するか
1	例） おみやげ作戦	例） 出張に行ったときには，話題になりそうなおみやげを買っていく	例） みんながおみやげの話題で盛り上がっているか
2			
3			

図2-5 マネジメント行動計画ワークシート

する。他の管理監督者の計画を聞くことで自身の計画をブラッシュアップすることができる。また，宣言することによって実行可能性が高まる効果も期待できる。

▶まとめ

教育研修の要点を最後にまとめて伝えることで，対象者の理解を促進する。

▶質疑応答

必ず質疑応答の時間をとる。研修時間内いつでも質疑を受けつける姿勢を最初に示すことも大事だが，最後に時間をとることで，疑問を解消し，研修内容を実践してもらうことができる。

▶アンケート回答

研修の改善，評価のためにアンケートに回答してもらう。このときに，次の研修のテーマや健康管理体制へのニーズを聞くことも有用である。

2-4 いきいきアップをねらった認知行動的アプローチを用いた個人向け教育研修

　個人向け教育研修のプログラムには，認知行動的アプローチに基づく技法を単独で用いるか，リラクセーションを組み合わせて実施することが推奨されている。ここでは行動に焦点をあてた行動活性化技法と問題解決技法を扱った個人向け教育研修について紹介する。

（1）　行動活性化技法と問題解決技法

　行動活性化技法とは，楽しさや達成感を感じられるような行動をすることで活力をあげていく技法である。ストレス対処の苦手な人は，自分から悪循環にはまり込んでいくような限られた行動レパートリーを形成したり，頻繁に逃避行動や回避行動を使用することを前提としている。その上で，対処行動のパターン（回避行動など）を同定し，より自然に楽しさ，達成感，やって良かったという感じが得られる行動パターンを増やすための計画を作成・実践する。これらを通じて，行動の幅が広がることで，生活の中で，楽しさや達成感を感じる機会が増えることをねらいとしている。

　問題解決技法とは，効率的に問題を解決する方法である。構造化された手順で問題解決に取り組むことで，ポジティブな結果（ベネフィット）を最大にし，ネガティブな結果（コスト）を最小にするように，問題に対処し，目標を達成するための手法である。その手順の中には，問題の優先順位をつける，対処法をブレインストーミングでリストアップする，対処法の損益分析をするなどのスキルが含まれている。

（2）　個人向け教育研修の実践例の概要
▶教育の主な目的
　事業場のメンタルヘルス推進の背景や現在の状況を知ってもらったうえで，個々の従業員の役割を明確に伝えること，また，その役割の中で，自身のワーク・エンゲイジメントや職場の一体感を高めるような健康いきい

き職場づくりに貢献する行動を実践してもらうことである。行動の技法として，認知行動モデルに基づいたセルフモニタリング，行動活性化技法，問題解決技法を取り上げ，これらについてワークを通じて習得してもらうことで，効果的ないきいき行動を相互に学習してもらう。また，行動活性化技法の応用として，実際に実行する行動計画をたてることで，日常生活への定着へと結びつける。まとめると，以下の3点になる。

①事業場のメンタルヘルス推進の背景や現在の状況を知ってもらう。
②メンタルヘルス推進における個々の従業員の役割を明確に理解してもらう。
③ワーク・エンゲイジメントや職場の一体感を高めるような健康いきいき職場づくりに貢献する行動を実践してもらうためのスキルを習得し，実践できるようになる。

▶形式・時間・人数

集合教育研修形式で実施する。机や椅子の配置は講義形式ではなく，グループワーク形式とする。

通常3時間で実施するが，時間の制約がある場合には，行動活性化技法か問題解決技法のどちらかに絞って実施をすれば，1.5時間〜2時間での実施も可能である。ワークの時間が多く含まれるので，時間にゆとりをもたせて構成を組むほうがよい。

対象人数は20〜50名である。6人×3グループ〜8グループ程度の人数が望ましい。全体共有の時間などを考慮すると，最適な人数は，35名ほどまでである。

▶使用教材等

設備としては，パソコン，プロジェクターが必要となる。また，会場に応じて，レーザーポインター，マイクなどもあると良い。

配布資料としては，書込み可能な講義のパワーポイント資料，個人の行動計画ワークシート，講義アンケートが必要となる。必要に応じて，卓上名札や胸名札を用意する。

グループワークの際に使用する模造紙とマーカーも準備する。

▶評価

研修の評価は，講義アンケート，全受講対象者中の受講者の割合，研修前後でのストレスチェック結果などが挙げられる。

（3） 実践例の内容構成

個人向け教育研修の実践例の内容構成を次に示す。タイムスケジュール

表 2-8　個人向け教育研修のタイムスケジュール

項目（時間配分）
a．自己紹介（5分）
b．事業場のメンタルヘルスの体制（10分）
c．健康いきいき職場づくり（10分）
d．従業員の役割とセルフケア（10分）
e．行動活性化技法（合計70分）
①行動活性化技法の手順説明（5分）
②セルフモニタリング（15分）
③行動リストの作成（10分）
④グループ討議（15分）
⑤全体発表・討議（15分）
⑥個人でいきいき行動計画の作成（10分）
休憩（5分）
f．問題解決技法（合計50分）
①問題解決技法の手順の説明（10分）
②手順の一部を実践する個人ワーク（10分）
③グループ討議（15分）
④全体発表・討議（15分）
g．まとめ（5分）
h．質疑応答（10分）
i．アンケート回答（5分）

については，表 2-8 を参照してほしい．

▶自己紹介

講師の自己紹介のあとに，グループ内で自己紹介をしてもらう．1人30秒ほどの時間で，名前，所属，どんな仕事をしているか，気分転換のためにしていることなどを含めて話してもらう．

▶事業場のメンタルヘルス体制

管理監督者教育と同様に，事業場のメンタルヘルスの体制について背景や現状を伝える．

▶健康いきいき職場づくり

健康いきいき職場づくりの考え方について以下の3つの特徴を説明する．その中で①を強調し，個人のいきいき度の指標であるワーク・エンゲイジメントの維持を実現することも目標のひとつであることを伝える．

　①ポジティブなメンタルヘルスの実現を目標とする．
　②職場の社会的心理的資源に注目する．
　③メンタルヘルスに経営として取り組む．

さらに，事業場で健康いきいき職場づくりの考えに基づいた取り組みをどのように行ってきたか，行おうとしているか，事業場の推進の状況を伝える．

▶従業員の役割とセルフケア

基本的な自己保健義務について伝えた上で，健康いきいき職場づくりにおける従業員の役割を明確にする．

いきいき働くためのメカニズムとして，米国 NIOSH 職業性ストレスモデルを参考とした図を示し（図 2-6），いきいき度を高めるためには，対処スキルを身につけておくことが役立つことを示す．また，対処スキルを身につけ，効果的に使用していくことが，「指針」に載っている4つのケアにおけるセルフケアの実践であることもあわせて伝える．

▶行動活性化技法

①行動活性化技法の手順の説明

　　セルフモニタリング，行動リスト作成，行動計画をたてる，実行してPDCAサイクルでまわしていくという手順について説明する．

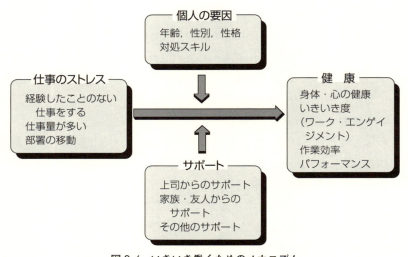

図 2-6　いきいき働くためのメカニズム
出典）Horrell & McLaney（1988）をもとに作成

②セルフモニタリング

　認知行動モデルを紹介し，モデルに基づいて自分のいきいきできていないサインを把握してもらう。

③行動リストの作成

　個人ワークにて，いきいきするために役立つ行動（いきいき行動）をリストアップして，ワークシート（図 2-7）に記入してもらう。リストアップする行動は楽しさや達成感が得られて，いきいき度があがることが予測される行動と，まだ試したことがないけれど，職場で自分がいきいき働くために役立ちそうな行動である。

　なかなかアイデアが浮かばない参加者がいる場合には，冒頭のグループ内自己紹介で，どのような気分転換の方法を紹介したかを思い出して，ヒントにしてもらう。

④グループ討議

　各グループ内で，司会，タイムマネジメント，記録，発表の役割を誰が担当するか決めてから始める。司会係は，全体の進行を担当し，

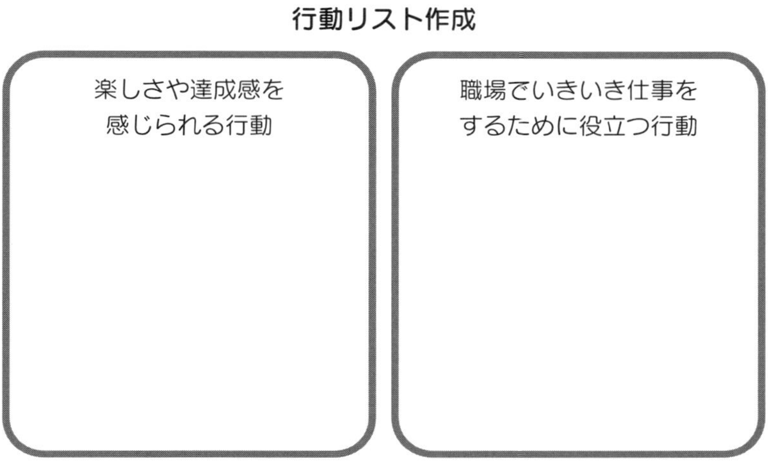

行動リスト作成

楽しさや達成感を感じられる行動	職場でいきいき仕事をするために役立つ行動

図 2-7　行動リストアップのワークシート

　タイムマネジメント係は，時間内に討議が進むように時間配分を考慮しながら声かけを行う．記録係は，模造紙に個人ワークシートと同様の欄を書き，アイデアを記入していく．発表係は，全体発表の際に，グループのアイデアを発表する．

　グループ討議の中で，2種類の行動それぞれのアイデアを出し合っていく．討議はブレインストーミングを原則とし，質より量を重視すること，善し悪しや実際にできそうかといった判断・評価を保留すること，突飛なアイデアも歓迎されることを伝える．

⑤全体発表・討議

　各グループの発表係が，模造紙を示しながら，出たアイデアを発表する．1グループあたりの持ち時間は，2分程度である．講師は，出たアイデアを全員が見られるよう，パソコンに打ち込み，プロジェクターで投映する．グループの発表が終わったあとには，他グループからの質問の時間を設ける．

　全体に対しては，発表を聞きながら，自分のリストにも加えたいと思ったアイデアについては，個人ワークシートに書き加えながら聞くよう，指示をする．

試してみるいきいき行動	楽しさ	達成感	実行しやすさ
行動①：フィットネスクラブのトライアルに参加 いつ：土曜日の午後　どこで：駅前のクラブ　誰と：友人と	予想：7 ↓ 実際：	予想：9 ↓ 実際：	予想：7 ↓ 実際：
行動②： いつ：　　　どこで：　　　誰と：	予想： ↓ 実際：	予想： ↓ 実際：	予想： ↓ 実際：
行動③： いつ：　　　どこで：　　　誰と：	予想： ↓ 実際：	予想： ↓ 実際：	予想： ↓ 実際：

図 2-8　いきいき行動計画のワークシート

⑥個人でいきいき行動計画の作成

　個人ワークにて，研修終了後から2週間の間に新しく試す，いきいき行動を2つ選んで，その実行計画をワークシートに記入する（**図 2-8**）。計画をたてる際には，計画が具体的であればあるほど実行可能性があがることを伝え，いつ，どこで，誰と，何をするのかを書くよう指示する。また，行動を実行したときの楽しさ，達成感，実行しやすさを10点満点で評定してもらう。実行しやすさが低かった行動については計画を見直すことを勧める。楽しさや達成感については，行動を実行したあとに，実際はどうであったかの点数を再度書き込むよう依頼し，計画の振り返りのために使ってもらう。

⑦グループ共有

　個人ワークでたてたいきいき行動計画をグループ内で共有する。グループ内で，自分の行動計画を発表し，「○○をやります」と宣言することで，実行可能性があがることをねらいとしている。また，計画に不安がある場合には，グループメンバーに助言を求めることにより，より良い計画となる。計画に対するポジティブなフィードバック

が得られることで，動機づけが高まる効果も期待できる。

▶問題解決技法

①問題解決技法の手順の説明

　　問題をリストアップして具体化する，解決する問題の優先順位をつける，対処法をリストアップする，各対処法の損益分析をする，対処法を絞り込んで実行するという手順について，例を用いながら説明する。

②手順の一部を実践する個人ワーク

　　その事業場や，対象者に起こりやすい事例を使って，問題解決技法の一部を実践するワークを行う。事前のアンケートや，ストレス診断結果，対象者や職場へのヒアリングから，対象者に起こりやすい，抱えやすい問題場面を同定し，その事例を使うと，より有益なワークとなる。

　　上述のような手順で，あらかじめ講師が用意した問題場面と，その場面を具体化する段階までを示す。その上で，問題解決技法の手順の中の，「対処法をリストアップする」という段階について，個人ワークをしてもらう。示された問題場面でどのような対処法があるか，思いつく限りリストアップしてもらう。

③グループ討議

　　各自が考えた対処法を共有し，さらにアイデアを出してもらう。先ほどと同様に役割分担をして進めてもらう。ここでも，ブレインストーミングの原則に基づいて，模造紙に書き出していってもらう。

④**全体発表・討議**

　　各グループの発表係が模造紙を示しながら，出たアイデアを発表する。1グループあたりの持ち時間は，2〜3分程度である。講師は，出たアイデアを全員が見られるよう，パソコンに打ち込み，プロジェクターにて投映する。グループの発表が終わったあとには，他グループからの質問の時間を設ける。特に，実際にその対処法を実行する上で障害となりそうなことや，実際の手順について質疑や意見が出るよう，働きかける。

全体に対しては，発表を聞きながら，自分のリストにも加えたいと思った対処法については，個人ワークシートに書き加えながら聞くよう，指示をする。

▶まとめ

教育研修の要点を最後にまとめて伝えることで，対象者の理解を促進する。

▶質疑応答

必ず質疑応答の時間をとる。研修時間内いつでも質疑を受けつける姿勢を最初に示すことも大事だが，最後に時間をとることで，疑問を解消し，研修内容を実践してもらうことができる。

▶アンケート回答

研修の改善，評価のためにアンケートに回答してもらう。このときに，次の研修のテーマや健康管理体制へのニーズを聞くことも有用である。

2-5　教育研修に共通するポイント

　効果的な教育研修を実施する上で，管理監督者向け教育研修，個人向け教育研修に共通するポイントをまとめて紹介する。

（1）　対象者の行動変容を目的とする

　教育研修は知識を身につけるだけが目的ではなく，実際の行動変容に結びついてこそ，効果がうまれる。管理監督者であれば，自部署の職場環境を把握し改善する行動をとる，問題を抱える部下を適切な方法で産業保健スタッフに紹介するなどの行動をとることができるようになってこそ効果があがる。個人向け教育研修では，対人関係の問題にぶつかったときにコミュニケーションスキルに基づいて行動をとるなど，ストレスにつながる問題への対処行動をとることができるようになることが目的となる。

　行動変容を目的とした教育研修を行うためには，到達目標を習得可能で具体的な行動レベルの水準で示すことが大事である。「部下のストレス状態を普段から気にかける」などの抽象的な目標設定ではなく，「部下のス

トレス状態を，勤怠，パフォーマンス，職場での行動の3点で評価・把握し，変化があったときには，声をかける」など，具体的な行動レベルの到達目標を箇条書きで示すと良い。

（2） 日常生活への定着

　教育研修で習得したスキルを日常生活で使えるようになってもらってこそ，研修の効果が出る。研修終了後2週間程度の間に教育研修で習得したスキルを使う行動計画をたてて，ホームワークとして実行してもらうなど工夫する。もし，複数回での研修やフォローアップの実施が可能であれば，実行した行動計画の振り返りを行い，次の計画をたてると，より定着率が高まるだろう。

（3） 動機づけのための工夫

　教育研修への動機づけを促すためには，内容を身近に感じてもらうことが第一である。その事業場の課題やデータを提示し，事例を取り入れるといった工夫が役立つ。課題にあわせた内容を提供することで，問題意識が喚起され，学習に取り組む動機づけがなされる。また，事業場の体制や，その中で管理監督者がどのような行動を実際にとればよいのかについての情報を提供する際には，ケーススタディの手法をとると理解が深まりやすい。

（4） 研修終了後に「自分にもできそう」と感じてもらう

　行動変容を目的としているので，研修終了後には，対象者に「自分にもその行動をとることができる」と感じてもらう必要がある。そのためには，内容を詰め込みすぎない，スモールステップで学習が進んでいく構成にする，専門用語を使わないといった工夫が役立つ。教育担当者が産業医，保健師など医療従事者専門職である場合には特に注意する。一度にたくさんの内容を伝えると，どの内容もおろそかになる可能性が高いため，詰め込みすぎには注意をし，項目を絞って研修を計画するとよい。

(5) 施策間の相互活性化の工夫

　教育研修と，その他の対策につながりをもたせることで，施策全体の効果が上がる。たとえば，労働者のストレス状況の評価を実施している事業場では，フィードバック後などの従業員のメンタルヘルスへの興味・関心が高まっている時期に教育研修を実施するなどの工夫ができる。また，裁量度の高い職場環境で就業する参加者ほど個人向け教育研修の効果が高いとされていることから（川上ら，2012b），従業員参加型の職場環境改善活動や管理監督者向け教育研修で裁量度を高める施策をとったあとに，個人向け教育研修を実施するなど工夫することもできる。このように，それぞれの施策をばらばらに実施するのではなく，施策間のつながりをもたせることで，それぞれの施策の効果があがる相乗効果をもたらす工夫を盛り込んでメンタルヘルス対策の計画を立てるとよい。

(6) アンケートや事後評価

　教育研修の施策の効果を評価するために，アンケートや事後評価を実施するとよい。効果評価を行うことは，ニーズ把握など今後の教育研修の計画をたてる際に役立つ，施策の効果を公表することで動機づけにつながる，などの利点がある。事後アンケートで盛り込む項目としては，時間や時期が適切であったか，理解度，難易度，活用度，教育研修に取り入れてほしい内容（自由記述），改善点（自由記述）などがある。事後評価としては，教育研修で提供した知識の定着度や技術の使用率や習熟度などが挙げられる。

　はじめから科学的根拠で示されるすべての点を網羅して教育研修を実施することは難しい。各事業場の現況と照らし合わせて，可能なところからでも少しずつ取り組んでいくことが重要である。どのような教育研修も，対象者の実際の行動変容に結びついてこそ意味があるものなので，受け入れやすさや，日常の業務への応用可能性を最優先に企画・実現へと結びつける必要があるだろう。

Column 2

管理者は一流の表現者であれ！

　精神障害の労災申請件数は増加の一途をたどっている。2013年度の申請件数は1409件，認定件数は436件であったが，その認定理由をみると上位に「酷いいじめ嫌がらせ」があがっている。また申請ケースとして最も多いのが「上司とのトラブル」である。このように職場における精神障害といじめ嫌がらせ（ハラスメント）や上司とのトラブルは関係が深い。そこで最大のストレッサーである管理者の意識や行動を検討することで職場のメンタルヘルス問題を考えてみたい。

　筆者はここ数年，パワハラの加害者に対して個別に行動変容を促すプログラムを行っているが，実は加害者自身が大変なストレスを抱えている場合が多い。パワハラとは言えないまでも，上司がピリピリしていたり，ギスギスしていれば当然職場環境は悪化し部下のメンタルヘルスに影響することであろう。業務責任が過多であったり，固定的価値観に縛られていて認知のゆがみがあったり，自分自身を受容することができない管理者がパワハラを行ってしまっている。そう考えると職場環境からのメンタルヘルス対策は管理者自身のセルフケアからというアプローチもあろう。管理者の立場で考えた場合のストレッサーは何かといえば，まずは本人に与えられた目標である。それを軽減するためには目標の妥当性，戦略の有効性について企業全体で再考する必要がある。目標が妥当だとすればそれを達成する手段が有効ではない，あるいは効果的に部下に伝達できていない可能性がある。管理者は部下を通してＰＤＣＡを回していく，プランどおりに進まなければ，実践者である部下の行動を修正しなければならない。これがうまくいかずストレスが溜まってしまう。つまり部下指導をうまく行うことでストレスは相当軽減できよう。実際プログラムでは部下指導の場面の改善を行っているが，終了後には担当者から「本人の表情も変わって職場の雰囲気が変わった」という報告を受けている。

　一般的にもコミュニケーションのゴールが明確でないまま話し始めている管理者は実に多い。職場として解決したい問題について話しているのか，部下の行動を修正しようとしているのか，話しているうちに混乱してしまい，結局目的が達成できないまま，なんとなく不快になっていることはないだろうか。それ以前に自分自身のストレス発散が目的であったなら，ほぼそのコミュニケーションは意味をなさない。

裁判で，人格的非難に及ぶような叱責がなく，指導の内容も正しいことが多いが，感情的で高圧的，攻撃的表現であったためパワハラだとされたものもある。よく管理者が部下に「なぜ」と質問をするが，これも言い方によっては，尋問しているとしか思えないことも少なくない。「なぜ」という質問が実は「お前は間違っている」という言葉の置き換えにすぎなかったりする。部下は声の調子や勢いでそれを察知する。この場合，できなかった理由を答えても「言い訳をするな」と言われるのがオチだ。効果的なコミュニケーションをとるには自分自身の言葉に込める思いや表現の効果を知っている必要がある。つまり，役職者は企業の目的や状況に合わせて最適な表現ができる一流の役者でなければならないのだ。さらに管理者は事業戦略を練るシナリオライターであり，メンバーの個性を引出し表現させる演出家であり，自分自身も一人の役者である。自分自身の今までのワンパターンのやり方にこだわるのではなくその場に適した表現を身に着ける必要があるし，自分自身のその場にふさわしくない感情によって支配されていたら，説得力のあるリーダーにはなれない。「メンバーがいきいきと働いている，その結果業績も上がっている」そういう舞台を作り上げることができる管理者を育成する。これからのメンタルヘルス対策はそうした視点を取り入れてみてはどうだろうか。

（岡田　康子）

3章

職場組織のメンタルヘルスの強化と組織の活性化

3-1 職業性ストレスとその対策

　職業性ストレスとは，仕事による心理的または社会的な特徴や環境によって起きる身体的・精神的な反応のことであり，特に健康に影響を与える可能性があるものをいう（川上，1999）。職業性ストレスは，仕事上の要求が労働者の作業能力，労働者へのサポート体制，あるいは労働者自身が求めるものと合わない場合に起きてくる。一方，困難な状況を乗り越えた経験は人に満足と成長をもたらす。こうしたプロセスは「挑戦」とよばれている。しかし，ストレスは挑戦とは異なり，問題が過度に困難だったり，自分の力では解決できなかったり，解決のための手段や権限が与えられていなかったりして，達成感のかわりに疲労感や絶望感が持続する。こうした状況が健康に影響を与える可能性のある職業性ストレスと考えられる。

　職業性ストレスの原因となる要因はさまざまであるが，大きく分けると，①作業内容によるもの，②職場の組織体制によるもの，③物理化学的な環境によるものに分類できる。

（1） 職業性ストレスの理論

　職業性ストレスが健康に及ぼす影響を模式化したものが，米国国立職業安全保健研究所（NIOSH）による職業性ストレスモデルである（図3-1）。

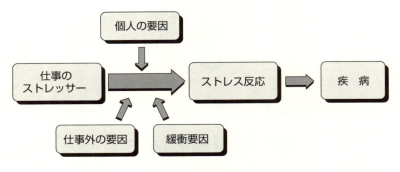

図3-1 NIOSHによる職業性ストレスモデル
出典）Hurrell et al.（1988）

　このモデルのポイントは，さまざまな職業性のストレス要因（仕事のストレッサー）が，心身のストレス反応を生じ，これが長期に持続すると疾病発生につながると考える点である。また職業性ストレス要因の影響は，いくつかの要因によって修飾（緩和または増強）されるとしている。これらの要因として，個人要因（性別，年齢，性格など），仕事外の要因（家庭でのストレッサーなど）および緩衝要因（上司，同僚，家族からの支援）があげられている。職業性ストレスとその組織的対策を考える場合，このモデルは全ての出発点となる。特に，ストレスと一言で言っているものが，ストレス要因，ストレス反応，緩衝要因からなる一連のプロセスであることを，このモデルから理解しておくことが大事である。

▶**仕事の要求度－コントロールモデル**

　1979年に，カラセク（Karasek, R.）は，作業量の健康影響が管理職では小さく組立ラインの作業者では大きいなど，職種によって異なることに気づいた（Karasek, 1979）。このことから，仕事の要求度（量的負担，役割ストレスなど）の影響を，仕事のコントロール（作業者の裁量権や自由度）が和らげるという理論を着想した。これが，**仕事の要求度－コントロールモデル**（job demands-control model）である。このモデルは，たとえば，**仕事のストレインモデル**（job strain model），**仕事の要求度－裁量の自由度モデル**（job demands-decision latitude model）とも呼ばれて

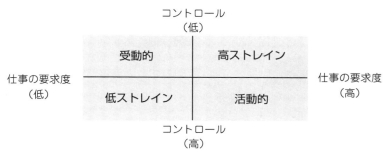

図 3-2　仕事の要求度 - コントロールモデル
出典）Karasek（1979）

いる。このモデルでは，高い仕事の要求度と低い仕事のコントロールの組み合わせにある**高ストレイン**（high strain）で心身のストレス反応がおきやすくなると考える（**図 3-2**）。多数の研究によってこのモデルによる高ストレインがうつ病の発症や，心血管疾患と関係することが確認された。

なおカラセクは仕事の要求度も仕事のコントロールも高い「活動的」な職種ではむしろ生産性が高まるとし，ストレス対策においては，仕事の要求度を軽減するだけではなく，要求度に見合った仕事のコントロールを与えることが重要であるとした。このモデルは作業内容や環境の改善に応用しやすく，世界中で広く活用されている。

上司や同僚などからの社会的支援（サポート）はストレス要因の影響を緩和することが知られていた。仕事の要求度 - コントロールモデルに，職場における社会的支援を加え，3 次元に拡張した**要求度 - コントロール - 社会的支援モデル**（demand-control-support model）も提案されている（Johnson et al., 1988）。このモデルでは，仕事の要求度が高く，コントロールが低く，かつ社会的支援の少ない「三重苦」の場合に最もストレスや健康障害が発生しやすくなるとされる。

▶**努力 - 報酬不均衡モデル**

1996 年にシーグリスト（Siegrist, J.）は，仕事上の努力の程度に対して，その仕事から得られる報酬（たとえば，仕事内容に見合った給与，将来の見込み，周囲からの評価）が不足した場合に，ストレス反応が発生す

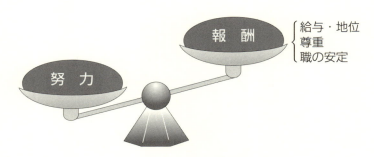

図 3-3　努力 – 報酬不均衡モデル
出典）Siegrist（1996）

ると考えた（Siegrist, 1966）。これが**努力 – 報酬不均衡モデル**（effort/reward imbalance model）である（**図 3-3**）。その後の研究で，努力の得点を報酬の得点で除した努力 – 報酬比が高い場合に，心疾患や抑うつの発生頻度が高いことが報告され，このモデルの正しさが立証されている。努力 – 報酬不均衡モデルは，仕事の要求度 – コントロールモデルとは異なった側面の職業性ストレスを評価していると考えられ，相補的に使用されたり，あるいは職種ごとに適切な方のモデルを選んで使用される。

（2）　職業性ストレスの健康への影響
▶職業性ストレスとうつ病

職業性ストレスは身体疾患および精神疾患の危険因子になることがわかっている。仕事の要求度と仕事のコントロールを組み合わせた仕事のストレインとうつ病との関連については，5つの研究が報告されている（井上ら，2011）。これらの研究では，高ストレイン群（高い要求度に対して低い仕事のコントロールしかない仕事に従事している者）は，低ストレイン群（低い要求度で高コントロールの群）に比べて約 1.0〜3.0 倍うつ病の発症リスクが高かった。また，仕事の要求度が高いと感じている群は，低いと感じている群に比べ約 1.1〜3.5 倍，仕事のコントロールが低いと感じている群は高いと感じている群に比べ約 1.0〜3.6 倍うつ病の発症リスクが高かった。特に日本では一貫して，仕事のコントロールの低さがう

つ病と強く関連している。

　職場の人間関係については，上司の支援および同僚の支援の低さとうつ病との関連について報告されている。ある研究では，上司の支援および同僚の支援が少ない群は，多い群に比べ，それぞれ約1.3～1.4倍および1.2～2.1倍，うつ病の発症リスクが高かった。上司の支援と同僚の支援を合わせた職場の支援の低さとうつ病との関連については，職場の支援が少ない群では多い群に比べ約1.3倍うつ病の発症リスクが高かった。

　努力－報酬不均衡モデルとうつ病との関連については，まだ1つしか研究がないが，この研究では，努力－報酬不均衡（高努力で低報酬）の群では，そうでない群に比べ約1.7～1.9倍うつ病の発症リスクが高かった。

　この他の職業性ストレスについては，仕事上の役割の曖昧さ，および役割葛藤を感じている群では，そうでない群に比べて，それぞれ約3.5倍および1.7倍うつ病の発症リスクが高かった。また職の不安定さを感じている群は，そうでない群に比べて約1.3～1.4倍うつ病の発症リスクが高いことが明らかになっている。また職場でのいじめ・暴力とうつ病との関連について，職場でいじめや暴力にあっている群はそうでない群に比べて約1.5～4.8倍うつ病の発症リスクが高かったと報告されている。

　労働時間とうつ病との関連については一貫した結果が得られていない。これまで報告された研究では，労働時間が長い群では，そうでない群に比べ約1.0～2.2倍うつ病の発症リスクが高いと報告したものある。しかし発症リスクに差がない研究の方が多い。労働時間については，相対危険度を算出する際の長時間労働群や参照群の定義の仕方が研究によってまちまちであり，これらの結果を単純に比較することが難しい。

▶職業性ストレスと身体疾患

　身体面では，職業性ストレスは特に虚血性心疾患と関係が深く，多くの疫学研究で，仕事の要求度－コントロールモデルで高ストレイン群の者では，虚血性心疾患が多いことが明らかにされている（川上ら，1997）。高ストレイン群の従業員では高血圧者も多い。また職業性ストレスがあると，虚血性心疾患の危険因子である中性脂肪，血清総コレステロールや，糖尿病の指標である血中の糖化ヘモグロビンが増加する。行動面では，飲

酒量が増える，禁煙しにくい，運動習慣がない傾向にある。職業性ストレスは，このほか，腰痛，胃十二指腸潰瘍，免疫機能の低下にも関係する。職業性ストレスによる事故および災害の増加も報告されている。

▶**職業性ストレスと経済的損失**

さらに，職業性ストレスが高い者では，医師受診率が1.5〜2倍高く，これから推計すると全医療費の10〜20%が労働ストレスのための増加分となると考えられている（川上ら，1997）。労働ストレスによる労働力損失には，疾病休業，作業能率の低下，休んだ労働者の補充コスト，転職などがある。職業性ストレスが高い者では疾病休業が1.4〜2倍多いことから，職業性ストレスによる疾病休業の増加分は10〜20%と計算されている。米国では，職業性ストレスによる労働力損失の総計は，売り上げの7%（従業員1名あたり年間3千ドル，約36万円）と考えられている。

（3）　職場環境等のストレス要因の評価

職場環境や組織には気づかないうちにストレス要因が生じていることがある。職場環境の改善にあたっては，まず職場ごとのストレス要因の現状を知る必要がある。しかし職場を観察してすぐに「この職場は仕事の量が多い」とか「人間関係が悪い」とわかるわけではない。このために調査票を使用して職業性のストレス要因に関する調査を行い，その職場のストレスの特徴を把握する方法がよく用いられる。

質問票調査を利用して職場集団のストレスを評価することのできるツールとしての代表的なものが労働省作業関連疾患の予防に関する研究班で開発された「仕事のストレス判定図」である（川上ら，2000）。仕事のストレス判定図は定期的に事業場のストレスの状況をモニタリングするために活用できる。

仕事のストレス判定図は「職業性ストレスと健康コホート研究」（1996-1998）をもとに作成された。この研究では，関東，東海，北陸の9事業所において職業性ストレスの調査票によって調査を実施し，20〜59歳の男性15,450名，女性2,867名の回答者のデータが解析された。抑うつをCES-D尺度により測定し，16点以上を抑うつありとし，要求度とコ

ントロールの組み合わせ，あるいは上司と同僚の支援の組み合わせが抑うつの有無を予測する式を，多重ロジスティック回帰モデルを用いて求めた。この予測式が仕事のストレス判定図における「健康リスク」の計算式として採用されている。この計算式の確からしさは，男性回答者 9,598 人を対象とした追跡調査（平均追跡期間 2.3 年）で，仕事のストレス判定図が 30 日以上疾病休業の発生をどの程度予測するかどうかから検討された。健康リスクの算定式は，仕事のコントロール，上司，同僚の支援については疾病休業データの予測からみて適切であった。ただし仕事の量的負担と疾病休業との関係についてはU字型の関係が観察された。先行研究の知見，判定図の簡潔さの確保，判定図が必ずしも疾病休業予測のみを目的として考えていないことから係数はもとのままとなっているが，仕事の量的負担が低い場合も健康リスクが増加する可能性があるので注意する必要がある。

　完成した仕事のストレス判定図では，ある職場やグループの労働者全員に対してストレス要因の調査を実施し，その平均値をその集団のストレス水準と考える。まず仕事のストレスの主要な要素（仕事の量的負担，仕事の自由度，職場の支援）についての調査票に職場の全従業員に回答してもらう。この調査は無記名で実施してよい。調査票に対応した計算方法に従って1人1人について4つの尺度の点数を計算し，さらにこれから職場の平均点数を計算する。平均点を判定図上にプロットすると，その職場が全国平均に比べてどのようなストレスの特徴をもっているかがわかる。

　図 3-4 に仕事のストレス判定図の見方を示す。斜めの線は全国平均を 100 とした時に，仕事のストレスのためにどの程度，自覚症状，血圧，疾病休業などの健康問題のリスクが増加すると推定されるかを示している。たとえば 120 は，20％増しに健康問題が起きやすい職場であることを示している。これまでの調査では，健康リスクが 120 を越えている場合にはすでに何らかのストレス問題が職場で発生している場合が多い。このように，仕事のストレス判定図の結果から，その職場のストレスの特徴を知ることができ，ストレス改善のための手がかりが得られる。

　仕事のストレス判定図の使用にあたっては，できるだけ産業保健スタッ

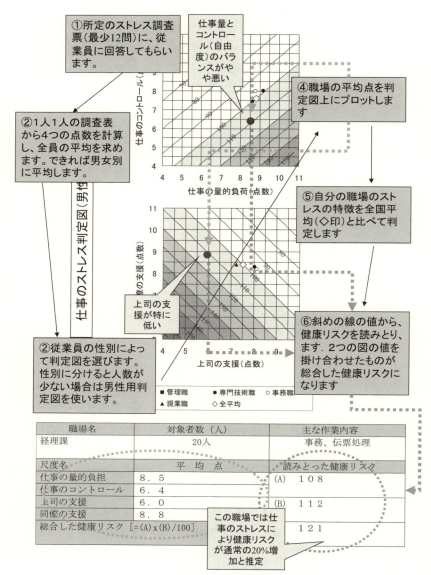

図 3-4　仕事のストレス判定図の見方

フと連携して職場のストレス評価を実施することが望ましい。これまでの経験から，仕事の量的負担については，過小な場合にもストレスとなることがあるため注意が必要である。ストレスの評価と対策においては，「仕事のストレス判定図」に取り上げられていないストレス要因についても考慮に入れるべきである。また「仕事のストレス判定図」の他，健康診断データの職場比較や年次推移，職場巡視による観察，労働者や職場上司からの意見の聞き取りなど他の情報源も活用することがよい。労働者に調査票に記入を求める際には調査目的を明確に伝え，個人の回答が秘密にされることを保証することが正確な評価の上で大事である。また，仕事のストレス判定図は評価する単位（対象者）の人数が減少すると，評価が不安定になったり，個人差の影響が大きくでやすくなったりするために，できれば20名以上程度，最低でも10名以上程度を1つのグループとして使用することが望ましい。

（4）　職業性ストレスの対策
▶職場環境等の改善

　職業性ストレスの組織面からの対策として，職場環境等の改善がある。国際労働機関（International Labour Office：ILO）は1992年の報告書で19の事業所のストレス対策事例を比較検討し，このうち特に職場環境の改善が有効であったと結論している（ILO, 1992）。有効であった対策は，職場レイアウトの改善，人間工学的改善，チームワークや小グループ活動の活性化，作業のローテーション化など広範囲にわたっている。仕事の要求度-コントロールモデルまたは要求度-コントロール-社会的支援モデルでは，仕事の要求度（仕事量や責任など）と仕事のコントロール（自由度や裁量権）のバランス，特に仕事の要求度に見合うように仕事のコントロール，あるいは周囲からの支援を与えることが重要であるとされている。また努力-報酬不均衡モデルでは，仕事上の努力に対して，他者からの評価，給与，安定した雇用などの報酬のバランスをとることが重要としている。長時間労働や過大な作業量を避けることに加えて，労働者の裁量権や自由度を作業の量や責任に見合うように引き上げてやることが職場環

境等の改善のポイントになる。

▶**職場環境改善のためのヒント集**

職場環境改善の方法については，わが国においてもマニュアルの整備や実践例の蓄積が進んでいる。「職場環境改善のためのヒント集」（あるいはメンタルヘルスアクションチェックリスト，以下「ヒント集」と呼ぶ）（**表 3-1**）は，日本の現場ですでに行われたストレス対策や働きやすい職場づくりに役立った改善事例を 6 領域，30 項目のアクションにまとめたものある。たとえば「ノー残業デーを設けた」「毎朝の定例会議を設けた」

表 3-1　職場環境改善のためのヒント集の項目一覧

A．作業計画への参加と情報の共有	B．勤務時間と作業編成	C．円滑な作業手順	D．作業場環境	E．職場内の相互支援	F．安心できる職場のしくみ
1．作業の日程作成に参加する	6．残業の恒常化をなくす	11．物品の取り扱い方法を改善する	16．温熱，視，音環境を快適にする	21．上司に相談しやすい環境づくり	26．相談できる窓口を設置する
2．少人数単位の裁量範囲を増やす	7．繁忙期の作業方法を改善する	12．作業場所を仕事しやすくする	17．有害環境源を隔離する	22．同僚と相談しやすい環境づくり	27．セルフケアについて学ぶ
3．過大な作業量があれば見直す	8．休日が十分取れるようにする	13．指示や表示をわかりやすくする	18．職場の受動喫煙を防止する	23．チームワークづくりを進める	28．将来の見通しについて周知する
4．作業を達成感あるものにする	9．勤務時間制，交代制を改善する	14．反復・過密・単調作業を改善する	19．衛生設備と休養設備を改善する	24．適切な評価を受けられるように	29．昇進・昇格の機会を明確化する
5．必要な情報が伝わるようにする	10．生活にあわせて勤務調整する	15．作業ミス防止策を多面に講じる	20．緊急時対応の手順を改善する	25．職場間の相互支援を推進する	30．緊急の心のケア体制をつくる

出典）吉川ら（2007）

「係長クラスへ裁量権を一部移譲し，業務の効率化を図った」「応接スペースの灰皿を撤去した」「台車を導入して重量物の移動を楽にした」など，収集された200以上の改善事例から，現場で利用しやすいアクションが抽出・整理されヒント集が作られた。

▶科学的根拠に基づく職場環境等の評価と改善

「ヒント集」は，主として職場の管理監督者と労働者がグループ討議を通じてヒント集を使用することを念頭において作成されている。**表3-2**に従って，職場環境等の評価と改善を通じたストレス対策の進め方について説明する。

表3-2 科学的根拠に基づく職場環境改善の評価と改善

項目	推奨	
計画・組織づくり	【推奨1】	（事業場での合意形成）　職場環境改善の目的，方針，推進組織について事業場で合意形成する。
	【推奨2】	（問題解決型の取り組み）　問題指摘型は避け，問題解決型で取り組む。
実施手順の基本ルール	【推奨3】	（良好事例の活用）　実施可能な改善策を立てるために，職場内外の良好事例を参考にする。
	【推奨4】	（労働者参加型で実施）　改善策の検討や実施に労働者が参加できるように工夫する。
	【推奨5】	（職場環境に幅広く目配り）　心身の負担に関連する職場環境や労働条件に幅広く目配りして優先順位をつけ，改善策を検討する。
実効性のある改善策の提案	【推奨6】	（現場に合わせた提案の促進）　職場の状況・タイミング・資源を考慮して具体的な改善策を検討する。
	【推奨7】	（ツール提供）　現場の気づきやアイデアを引き出し，行動に移しやすい提案を促すことができるツールを活用する。
実施継続	【推奨8】	（フォローアップと評価）　職場環境改善の実施を継続させるために中間報告の提出を求めたり，期間を設定して実施状況や成果を確認する。

出典）吉川ら（2013）

まず，**計画・組織づくり**では，職場環境改善の目的，方針，推進組織について事業場で合意形成する（推奨1）。継続可能で実効性のある取り組みとするためには，組織の方針と合致した活動・施策として位置づけ，目的を明記し，体制を組むことが必要である。その上で，職場環境改善を進める担当部門を決める。または，関連部門のスタッフから成るチームをつくる。特に問題指摘型は避け，問題解決型で取り組むことが重要である（推奨2）。また職場環境改善を実施する組織ないし部門の責任者に，その気になってもらうことが大事である。

　実施手順の基本ルールとしては，実施可能な改善策を立てるために，職場内外の良好事例を参考にする（推奨3）。対象とする組織や同業種にある良好実践から学ぶ。産業医などによる職場巡視の際に，労働者のメンタルヘルス改善に役立っている，職場ですでに行われている良好事例を収集し，整理する。また，改善策の検討や実施に労働者が参加できるように工夫する（推奨4）。小集団での活動や大小さまざまなチームでの従業員参加型活動の取り組みを推奨し，対象となった職場では，その半数以上の労働者が改善活動に参加できるようにする。検討にあたっては，心身の負担に関連する職場環境や労働条件に幅広く目配りする（推奨5）。たとえば作業計画への参加と情報の共有，勤務時間と作業編成，円滑な作業手順，作業場環境，職場内の相互支援，安心できる職場のしくみなどに注目する。

　グループワークで**実効性のある改善策の提案**を行うためには，職場の状況・タイミング・資源を考慮して具体的な改善策を検討する（推奨6）。また，現場の気づきやアイデアを引き出し，行動に移しやすい提案を促すために「ヒント集」などを利用する（推奨7）。

　実施の継続は，計画を効果的に進めるためにきわめて重要である。職場環境改善の実施を継続させるために中間報告の提出を求めたり，期間を設定して実施状況や成果を確認する（推奨8）。フォローアップ期間は職場の状況に合わせて設定するが3〜6ヵ月が推奨されている。良好な取り組みがあれば表彰するなどして，次への改善とつなげる。

▶職場環境改善を通じたストレス対策の効果

　職場環境改善を通じたストレス対策については，これまでに複数の効果評価研究が実施されてきている。たとえば，国内の製造業の事業場においてラインに従事する従業員を対象にストレス調査と「ヒント集」を活用した参加型職場環境改善活動によるメンタルヘルス改善効果を検討した無作為化比較試験では，精神健康調査得点（GHQ 得点）および自覚的な仕事のパフォーマンスに良好な効果が確認されている（吉川ら，2007）。しかし研究によって，職場環境への介入の方法，効果評価指標，サブグループなどによって効果がさまざまである点も指摘されており，このことには留意しなくてはいけない。

（5）　職業性ストレス対策の投資効果

　吉村ら（2013）は，職業性ストレス対策を主目的とした職場環境改善と従業員向け教育研修について，その費用対効果を計算している。すでに公表されている国内の研究を文献検索し，職場環境改善，個人向けストレスマネジメント教育，および上司の教育研修の3つの手法に関する介入研究の結果を二次的に分析することで，事業者の視点で一次予防対策の方法別費用便益分析を実施した。文献データベースを用いて検索し，現時点で公表されている職場のメンタルヘルスに関する論文のうち，わが国の事業所で行われていること，一次予防対策の手法を用いていること，準実験研究または比較対照を設定した介入研究であること，評価として疾病休業（absenteeism）または労働生産性（presenteeism）を取り上げていること，1年単位での効果を検討するのに評価期間が十分であることを条件に抽出した結果，3論文が該当した。これらの研究を対象に，論文中に示された情報および必要に応じて著者などから別途収集できた情報に基づき，事業者の視点で費用および便益を算出した。解析した研究論文はいずれも労働生産性の指標として HPQ（WHO Health and Work Performance Questionnaire）Short Form 日本語版，あるいはその一部修正版を使用していた。介入前後での HPQ 得点の変化割合を ΔHPQ と定義し，これを元に事業者が得られると想定される年間の便益総額を算出した。介入の効果

発現時期および効果継続のパターン，ΔHPQ の95％信頼区間の2つの観点から感度分析を実施した。職場環境改善では，1人当たりの費用が7,660円に対し，1人当たりの便益は15,200～22,800円であり，便益が費用を上回った。個人向けストレスマネジメント教育では，1人当たりの費用が9,708円に対し，1人当たりの便益は15,200～22,920円であり，便益が費用を上回った。上司の教育研修では，1人当たりの費用が5,290円に対し，1人当たりの便益は4,400～6,600円であり，費用と便益は概ね同一であった。いずれの介入手法を用いても，ほとんどの場合において便益は費用を上回り，これらの職場のメンタルヘルスの一次予防対策が事業者にとって経済的な利点があることがわかった。

3-2　組織資源に着目した対策

（1）ポジティブメンタルヘルス対策の特別な点
▶ノンヘルスセクターアプローチの重要性

　国際的には，職業性ストレスの対策を経営の視点から進めることが推奨されている。欧州に共通した職業性ストレス対策の具体的な枠組みを確立するために実施された PRIMA-EF（Leka et al., 2008）では，企業の日常の生産活動の中に職業性ストレスを改善する手順を組み込むことが強調されている。また PRIMA-EF はビジネスと直結して考えられており，良い PRIMA-EF の実行は良いビジネスにつながるとしている。むしろ生産性など経営活動にとってのメリットが強調され，経営活動の1つとして活動を進めることが推奨されている。

　組織要因や職場風土を改善したり，企業の人材育成・人事評価方針などからの対策を考えるには，経営や人事労務部門など健康管理以外の部門が中心となり，方針や施策の中に健康への視点を含めてもらう必要がある。職場のポジティブメンタルヘルスでは，健康管理部門だけでは十分な活動ができないこと，職場のポジティブメンタルヘルスの活動を経営からいかに実施するかということが重要になる。

　WHO は，健康の社会的決定要因委員会の報告書で，健康および健康の

格差には，所得，雇用などの社会的要因が大きく関与していることを明確にし，これらの社会的決定要因の改善が必要であるとしている（WHO, 2008）。これらの社会的決定要因の1つとして，公平な雇用と人間らしい労働（fair employment and decent work）があげられている。人の健康に生活習慣や医療などの保健分野とは異なる，保健以外の分野（ノンヘルスセクター）の要因が関与していることを認識し，健康を守るためにこれらのノンヘルスセクター要因およびノンヘルスセクターの担当者にアプローチしてゆくことが重要である。このアプローチは「すべての政策の中に健康を」（Health in All Policies）と呼ばれ，WHO および South Australia 政府による Adelaide 2010 Health in All Policies 国際会議において宣言として採択されている（WHO, 2010）。

職場のポジティブメンタルヘルスでは，保健医療以外の部門の役割が重要である。これは企業内の健康管理以外の要因である企業方針や職場風土などを対策の対象とするためである。人事・労務や経営企画部門は，健康管理部門から見ればノンヘルスセクターではある。しかしこれらの部門は経営（ビジネス）セクターとも言える。経営からみると，健康管理はノンビジネスセクターになるかもしれない。ここに書いたような対策は，将来は職場のポジティブメンタルヘルスのビジネスセクターアプローチと呼ばれるようになるかもしれない。

▶仕事の要求度－資源モデル

1章で紹介したワーク・エンゲイジメントに関連して，「仕事の要求度-資源モデル」（Schaufeli et al., 2004; Bekker, 2007）という理論モデルが提案されている（図 3-5）。このモデルは，ワーク・エンゲイジメントだけでなく，ネガティブなメンタルヘルス指標である心理的ストレス反応も考慮したモデルである。図 3-5 に示すように，モデルは「動機づけプロセス」と「健康障害プロセス」の2つのプロセスから構成されている。上段の矢印の流れは健康障害プロセスを示している。すなわち，過重な業務量や仕事上の困難などの仕事の要求度が増加すると，健康障害プロセスを経て抑うつ，不安などのストレス反応が増加し，引いては心身の健康問題や生産性の低下などの健康・組織アウトカムを悪化させることを示してい

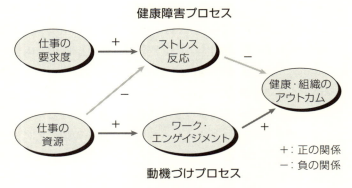

図 3-5 仕事の要求度−資源モデル
出典）川上（2014）

る。一方，下段の動機づけプロセスは，仕事の心理社会的資源（図中では「仕事の資源」と記載）からスタートしている。ここで仕事の資源とは，「仕事のストレスを軽減し，個人の成長，学習，発達を促す働きをもつ要因」と定義される。たとえば，作業や課題に関する裁量権や仕事の意義など，チームや人間関係に関する上司や同僚の支援など，そして組織のあり方に関する経営陣との意思疎通などがこれに当たる。仕事の資源は，ワーク・エンゲイジメントを高め，これを通じて健康・組織のアウトカムを改善する。また同時に，仕事の資源はストレス反応を軽減する効果も持っている。

　興味深いことは，このモデルによれば，仕事の要求度はワーク・エンゲイジメントに対して影響しない点である。このことは，すでに健康いきいき職場の理論モデルで触れたが，従来の職場のメンタルヘルス対策では健康障害プロセスに注目し，仕事の要求度を改善することでストレス反応を改善し，健康障害を防ぐことを主眼としていた。しかしワーク・エンゲイジメントを高めようとすると，動機づけプロセスに注目して仕事の資源の拡充を行うことが重要な対策となる。また仕事の資源の拡充は，同時にストレス反応の軽減にもつながる。ワーク・エンゲイジメントという新しい概念を職場のメンタルヘルスに導入することは，対策の視点を仕事の要求

度から仕事の資源へと移すという大きな変化を伴うことでもある。

(2) 注目される「上流」の組織要因への対策
▶組織的公正と労働者のメンタルヘルス

　すでに述べたように，仕事の要求度－コントロールモデルや努力－報酬不均衡モデルが，心身の健康に影響することが知られている。しかし最近，こうした要因よりも，さらに「上流」にある組織要因に着目してメンタルヘルス不調の原因の研究が進むようになってきた。組織的公正は**手続き的公正**（procedural justice）と**対人的公正**（interactional justice）から構成される（井上，2008）。手続き的公正は，企業における意思決定のプロセスやその際の手続きについての公正性のことである。たとえば，①意思決定に一貫性があること，②私利私欲や先入観により偏った決定にならないこと，③情報や意見が正確に集められていること，④訂正や修正をする機会が与えられていること，⑤さまざまな関係者の意見が意思決定に反映されること，⑥道徳的，倫理的に適切な意思決定であること，などが公正な意思決定に必要な要素としてあげられている。一方，対人的公正は上司から部下への接し方について感じられる公正性のことであり，①上司が部下に対して意思決定の理由を正確に，誠実に，かつ十分に説明するかどうか，また②上司が部下に対して尊重と尊敬の念を持って接しているかどうかとされている。組織的公正を測定する尺度が作成され，フィンランドや日本で研究が進められている。

　フィンランドの医療従事者4,815名（男性537名，女性4,278名）を対象とした2年間の前向きコホート研究（Ylipaavalniemi et al., 2005）では，組織的公正とうつ病の発症（医師によるうつ病の診断）について研究を行っている。手続き的公正が低いと感じている者は，高いと感じている者に比べ，うつ病の発症リスクが有意に高く（年齢，性別，収入で調整したハザード比1.45（95％信頼区間1.03－2.04）），同様に，対人的公正が低いと感じている者は，高いと感じている者に比べ，うつ病の発症リスクが有意に高かった（同1.39（95％信頼区間1.00－1.96））。別の研究では，フィンランドの医療従事者3,773名（男性416名，女性3,357名）を対象

に，組織的公正と睡眠障害の発症について2年間の前向きコホート研究を行っている（Elovainio et al., 2003）。その結果，手続き的公正あるいは対人的公正が低いと感じている者は，高いと感じている者に比べ，睡眠障害の発症リスクが有意に高かった。これらの研究は，組織的公正，対人的公正のいずれもが労働者の精神的健康に影響を与える可能性があることを示している。

▶職場のソーシャル・キャピタル

1990年代から欧米では，公衆衛生学の分野において人々の協調行動を促進するソーシャル・キャピタル（社会関係資本）という概念が注目され（Putnam, 1993），これが健康に及ぼす好ましい影響について多くの研究がなされている。近年職場におけるソーシャル・キャピタル（workplace social capital）にも注目が集まっている（江口，2011）。

ソーシャル・キャピタルは「信頼・規範・ネットワークといった社会組織の特徴であり，人々の協調行動を促進することにより社会の効率を高めるもの」とされている（Putnam, 1993）。職場のソーシャル・キャピタルは，職場組織における助け合い，相互理解，信頼から構成される（江口，2011）。たとえば「一般的に，あなたの会社において，たいていの人は信頼できますか，それとも，人と接するときに過剰に気を使いますか」（**信頼**），「あなたの会社において，ほとんどの場合，助け合っていますか，それとも，自分のことしか考えていませんか」（**互恵性の規範**）などの質問項目が職場のソーシャル・キャピタルの測定に用いられている。

職場のソーシャル・キャピタルを，同じ階層の横のつながりである**水平型**（horizontal）と，上司と部下などの異なる階層間の縦のつながりである**垂直型**（vertical）に区分する考え方もある。また**内部結合型**（bonding），**橋渡し型**（bridging），**連結型**（linking）に区分する考え方もある。旧来の派閥，村社会型のグループのような，排他的で，構成メンバーの同質化を求める関係を「内部結合型」といい，むしろメンバーの多様性を尊重しつつチーム形成を促す「橋渡し型」の職場のソーシャル・キャピタルを形成することが重要と言われる。

フィンランドの地方公務員25,763名を対象とした平均3.5年間の前向

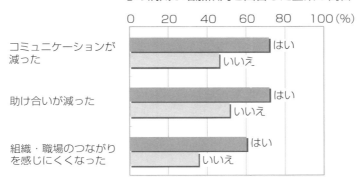

図 3-6 職場のコミュニケーション，助け合い，組織・職場のつながりと，
心の病気が増加傾向と回答した企業の割合との関連
出典）内閣府（2007）から作図

きコホート研究（Oksanen, 2010）では，職場のソーシャル・キャピタルとうつ病の発症（抗うつ薬の処方の処方箋での確認または医師によるうつ病の診断の自己申告による確認）の関係について検討が行われた。個人レベルの職場のソーシャル・キャピタル（水平型，垂直型）の点数が最も低い集団では，最も高い集団と比較してうつ病の発症リスクが有意に高かった（年齢，性別，婚姻状況，社会経済的地位，働いている場所（町役場／病院）で調整）。また過去に抗うつ薬の内服歴や医師によるうつ病の診断がないフィンランドの自治体 31 職場の公務員 33,577 名を対象とした前向きコホート研究（Kouvonen et al., 2008）では，個人レベルだけではなく職場レベルの職場のソーシャル・キャピタルとうつ病の発症（抗うつ薬の購入の確認または医師によるうつ病の診断の自己申告による確認）の関係について研究を行っている。ベースラインでの個人の職場のソーシャル・キャピタルを 4 等分したところ，最も低い集団では最も高い集団と比較して，うつ病の発症が有意に高かった。これらの研究は，職場のソーシャル・キャピタルの低さがうつ病の発症に影響を与え得る可能性があることを示唆している。

3 章 職場組織のメンタルヘルスの強化と組織の活性化

わが国でも職場の助け合いやコミュニケーションが労働者のメンタルヘルスに影響している可能性を示すデータがある。平成19年版国民生活白書（内閣府，2007）に引用された財団法人社会経済生産性本部（2006）の企業調査の結果では，コミュニケーションが減った，助け合いが減った，組織・職場のつながりを感じにくくなったと回答した企業では，そうでない企業に比べて，心の病気が増加傾向と回答する割合が高かった（図3-6）。職場のソーシャル・キャピタル，平易な言葉で言い換えれば職場の一体感やチームワークが低下することが労働者のメンタルヘルスに影響する可能性がある。

▶上流の組織要因への対策の重要性

　組織的公正や職場のソーシャル・キャピタルは，労働者のメンタルヘルス不調のリスクを低下させると同時に，ワーク・エンゲイジメントなどのポジティブなメンタルヘルスを増進する（Inoue et al., 2010）。したがって，これらは仕事の要求度-資源モデルにおける「仕事の資源」として位置づけることができる。イスラエルの公会堂運営組織における研究では，管理監督者の組織的公正（対人公正）が職場のソーシャル・キャピタルを増加し，これがワーク・エンゲイジメントを増加させるというモデルが成立することが報告されている（Carmoli et al., 2008）。さらに組織的公正については，仕事の要求度や裁量権，仕事の報酬や職場の支援に影響し，労働者の心理的ストレスやワーク・エンゲイジメントに影響している可能性も報告されている（Inoue et al., 2010）。組織的公正や職場のソーシャル・キャピタルはポジティブなメンタルヘルスを目標とした活動においても重要であり，また組織要因の改善により，職場の心理社会的要因も改善する可能性がある。こうした上流の組織要因の対策により，従来の対策では十分に改善できなかった労働者のメンタルヘルスを，さらに改善できる可能性がある。

3-3 ポジティブメンタルヘルスの観点からみた組織の活性化

　組織がより良い状態であり続けるためには，常に現状を見つめなおし，環境に合わせてその組織らしく変わっていけるための仕組みが必要である。ここからは，組織をその組織らしく保ち，よりよい状態にするための対策の進め方と仕組みづくりのポイントをポジティブメンタルヘルスの観点から紹介する。

（1）　職場環境改善・活性化の進め方と効果

　組織資源に着目したアプローチを有効に進めるための基本は，その組織で働く人が組織の方向性を理解し，そのために自分の関与が求められていると感じることができることである。この基本を満たすには，組織を導く管理監督者が方向性を明確化し，そのために必要なことを組織の構成員も一緒に考える機会を持つことが必要である。具体的には「①対策の合意形成」→「②参加と周知」→「③対策の討議と立案」→「④対策の実施と記録」→「⑤評価と見直し」のステップが有効である。

　このプロセスをふまえて実施された職場環境改善では，実施10ヵ月後でも従業員の精神的健康度やパフォーマンスが改善されていたという報告がある（Tsutsumi et al., 2009）。この研究では，介入職場がランダムに選出されているため，特に効果の出やすい職場に偏ったことはなく，純粋に介入のみの効果が確認されている。また，別の研究では，事業所全体では目立った効果が見られなかったものの半数以上の従業員が討議に参加した職場に限っては1年後に仕事の量的負担や職場の支援，抑うつ感などの指標が改善していたという報告など（Kobayashi et al., 2008）いくつかの改善事例が報告されている（新村ら，2011；彌冨，2010）。

（2）　管理監督者による改善例
▶健康いきいき職場のアセスメントの実例

　すでに述べたような新職業性ストレス簡易調査票などを利用して職場の

ポジティブメンタルヘルス（たとえば健康いきいき資源とアウトカム）を評価し，管理監督者にその結果を返却し，各職場においてそれぞれ改善策や強化策を考えて実行してもらうことにより，健康いきいき職場づくりが進展する可能性がある。たとえば，ストレス対策のための職場アセスメント結果を管理監督者に返却し，改善を進めてもらうことで，高ストレス職場の数を減らすことができたことが報告されている（島津ら，2004）。こ

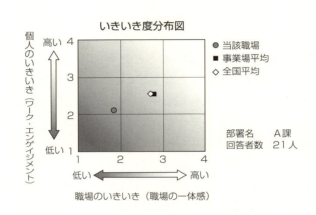

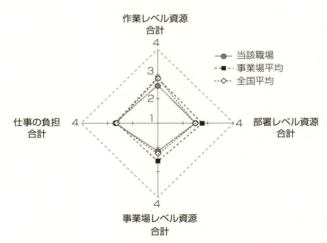

図3-7　新職業性ストレス簡易調査票を用いた，ある事業場の従業員の職場での健康いきいきプロフィールの判定例

れと同様に健康いきいき職場アセスメント結果に基づく管理監督者による改善を進めることが可能である。

　ある事業場の従業員約30名の職場における，職業性ストレス簡易調査票による健康いきいきプロフィールの判定例を図3-7に示す。個人のいきいき（ワーク・エンゲイジメント），職場のいきいき（職場の一体感）の図を見ると，全国平均および事業場平均と比べてこの職場では双方ともに低得点となっていることがわかる。下の図では，その背景となっている仕事の負担・仕事の資源のプロフィールが示されている。この職場では，作業レベルの資源が全国平均および事業場平均と比べて低いことがわかった。また部署レベル，事業場レベルの資源も事業場平均と比べて低い。これらのことから，作業レベルの仕事の資源に焦点をあてて，職場組織の改善を考えることが一番効果的な方法と考えられる。作業レベルのうちどの要素が重要であるかについては，それぞれの資源のプロフィールを見るとわかるようになっている。

　図3-8に示した調査結果は，小田切らによって報告されている事例である（小田切，2013）。この企業では，社内の事務部門6部署234人を対象に調査を実施し，回答者214名のデータを分析している。全国平均との比較では，仕事の負担に関しては，職場での対人関係，情緒的負担，役割葛藤が不良であった。仕事の資源（作業レベル）では仕事の適性，技能の活用，仕事の意義，役割明確さが不良であった。一方，仕事の資源（部署レベル）はすべての尺度が全国平均より良好であった。仕事の資源（事業場レベル）では経営層との信頼関係，個人の尊重，公正な人事評価等が良好であった。ワーク・エンゲイジメント，職場の一体感には全国平均と比べて大きな差は認められなかった。

　企業全体としてはワーク・エンゲイジメント，職場の一体感は平均程度であり，このままでもよいかもしれない。しかしさらに職場組織と人を育てるためには，どうしたらよいだろう。この場合でも，やや不良な状態にある作業レベル（仕事の資源）に着目するのがよいと思われる。一方，上司の支援やリーダーシップなど上司のマネジメントは良好と考えられる。すると，充実した資源である上司のマネジメントを通じて，従業員に仕事

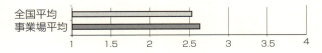
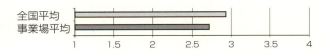
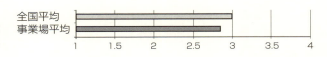
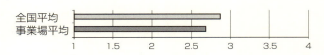
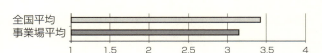
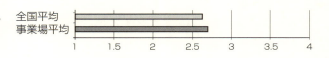

図 3-8　ある事業場の新職業性ストレス簡易調査票を用いた健康いきいき
　　　　プロフィールの判定例

　作業レベルの資源の個別のプロフィールでは，仕事の適性，技能の活用，仕事の意義，役割明確さが全国平均より低い。仕事の意義や従業員の役割について十分に説明されることが対策として重要と考えられた。
　出典）小田切（2013）

の意義や役割について伝えてゆくことが対策の 1 つになると考えられる。

さらに部署別にみれば，それぞれに特徴があることがわかる。たとえばこの企業の部署 A では，「部署レベル資源」が非常に良好であり，構成員数が少ないので上司の目が行き届きやすいことがあげられた。作業レベル資源では，技能の活用が低かった。過去に全く別内容の業務をしていた者を集めて作られた部署であり，従業員がこれまで培った技術を十分に生かせていないことが理由かもしれないとの報告がされている。

▶ポジティブ版ヒント集の活用

職業性ストレスの対策用ツールとして「職場環境改善のためのヒント集」（吉川ら，2007）を紹介した。しかし仕事の負担を低減するだけでなく，仕事の資源の向上を図る（＝職場の強みを伸ばす）ことも考慮したポジティブメンタルヘルスの向上のためのツールはこれまでなかったため，仕事の資源の充実化を通じて組織の活性化を図るためのヒント集（ポジティブ版メンタルヘルスアクションチェックリスト PMHACL）が新たに開発されている（島津ら，2014）。

島津らは，6 つの企業・団体でのワークショップやヒアリングを通じて組織の活性化に役立っているさまざまな対策を 328 項目収集し，さらに，KJ 法を行いて，これらを 59 個の集まりに集約した。集約したグループを一単位のアクションとして文章化し，ポジティブ版ヒント集の素案を作成した。そして，2 つの事業所でこのポジティブ版ヒント集を試行し，さらに事業場でのヒアリングや学会でのワークショップを通じて項目を追加し，最終的な項目の見直しと入れ替えを行い，47 項目から構成される最終版を作成した。またそれぞれの項目と組織資源との対応表も作成した。このポジティブ版ヒント集（アクションリスト）を付録として巻末に掲載した。

このポジティブ版ヒント集は，仕事の多様な資源に注目し，これらを充実させることで組織のストレス低減と活性化を図ろうとする際に参考となる。管理監督者や人事労務担当者がポジティブメンタルヘルスのアセスメント結果をもとに，これを使って具体的な対策のアイデアを考えることができる。

(3) 従業員参加型アプローチによる組織の活性化
▶従業員参加型アプローチのメリット

表3-2でも紹介したように，管理監督者のみでなく従業員とも一緒に職場環境を振り返り，対策を検討する「従業員参加型」のアプローチは，職場環境改善の効果を上げるために必須である。従業員参加型アプローチの主なメリットを下に示す。

① メンバーの課題意識の具体的な把握
② 当事者意識の醸成と課題対策の実行性の向上
　（集団での目的意識と責任感につながる）
③ 職場サポートの向上
　（本音で語り合うことによりサポートしやすい土壌ができる）

　管理監督者と従業員は立場が異なるため，課題認識も多少ずれてくる。そのため職場環境や職場風土をつくる従業員の意識を直接把握することは必須であるが，マネジメントが個々にヒアリングをするときに出てくる意見と，従業員同士の議論で出てくる意見は異なることが多い。個別のヒアリングも大切であるが，集団として意味のある課題を取り上げるためには，従業員同士の議論で多くの従業員が納得する課題意識を把握することが大切といえる。

　また，対策に実行性を持たせるためにも従業員が考えることは必要である。必要性の理解が及ばない状況で上から方向性や対策を提示されても，表面的な対応で終わることが多い。参加型アプローチには，自分で考えることで目的意識と責任感の醸成を促すという狙いもある。

　そして，集団で議論する過程で，お互いの考え方や価値観が共有されることも大きな効果である。通常業務で雑談をする時間が減っている，複数のプロジェクトにかかわるために固定メンバーと長く仕事をすることが少ない，といった状況では特に，相互理解を進めるための時間を設定することが，職場サポートの向上につながる。

　従業員を集め，前向きに検討し，改善の効果をみんなで実感する，という理想的な展開につなげるのは，さまざまな要因からなかなか難しい。しかし，取り組みに効果を持たせるためには，対話を通した参加型アプロー

チによるボトムアップとマネジメントによるトップダウンを組み合わせることが必要であり，そのためには管理監督者の理解と関与が要である。

▶仕組みづくり

組織のリソースへの効果を出すためには，運用者の組織的な仕組みづくりが必要となる。ノウハウ・ツールと科学的根拠は蓄積されていても，職場に運用を任せていては，環境に合わせたその組織らしさを保つのは難しい。なぜなら，職場の環境を変えるとき，それが全体として良い方向に向けた変化だとしても，必ず多少の抵抗が生じるからである。全体として良くても，個別には一時的に負荷が増したり，慣れるまで神経を使ったりと，変化に適応するためには相応のエネルギーを必要とする。また管理職にしても，これまでのマネジメントを「否定された」思いを持つことがある。これまで改善しようとしても状況が変わらなかったという経験を持つ職場はそもそも本音が出にくいし，改善の必要性の高い部署ほど，忙しくて余裕がないことも多い。職場に蔓延する「不信感」を一度に打ち砕くのは不可能である。これらの抵抗を乗り越えてよりよい組織風土を構築するには，継続的に目を向け，スモールステップでも改善を試み続けるしかない。そのためには会社全体として取り組むスタンスが必要になるのである。

以下に，取り組みを展開する際のコツを「導入」・「展開」・「継続」の段階に分けて解説する（小林ら，2012）。

導入時

関係者の課題意識がそろわず，導入段階の最初でつまずくことも多い。トップダウンで会社や事業所の方針・施策に反映させていければよいが，全体の方針として進めるのが難しい場合，課題意識を同じくする職場から実施し，効果を確認しながら徐々に規模を大きくすることも方法の一つである。「メンタルヘルス」や「ストレス対策」という言葉から，不調者が続出するなど状態の悪い職場のみで実施されることがあるが，そのような職場は実は個別対応による問題解決が先決で，組織のリソースを高めるのはその次の段階である。最も職場環境改善・活性化の効果が見られやすいのはストレスが中程度の職場である（Semmer, 2006）。

事業所の方針・施策に反映させる際には，ストレスチェックなどによる組織診断の結果から，推測される生産性，部署ごとの休業率（もしくは疾病率や離職率），相談状況などへの影響を示すことによって，生産性向上や休業率とそれに伴う損失の抑制のためには根本要因の改善と活性化が必要であることを共有することが望ましい。そのうえで，活動の目的と位置付けを明確にし，担当部門の役割・役責を決めていくところまで進めておくと，展開がスムーズとなる。活動の目的や位置付けを決める際は，既に他部門が展開している取り組みと整合させる必要が生じる。対象の多くは，職場・作業レベルのハード面，ソフト面をカバーする取り組みであるが，企業内の品質改善のための小集団活動やその他，自主改善活動が充実

表 3-3　組織活性化にかかわる施策例

レベル	ハード	ソフト
経営（事業所）（組織のあり方に関するもの）	【福利厚生関連】リラクセーションルーム，休養室，飲食施設，託児所などの設置・改善，相談窓口の設置，など	【理念の共有・働き方変革・承認施策】タウンホールミーティング，フィロソフィ教育，経営層からの情報発信，キャリア支援，ノー残業デーやフレックスタイム制，表彰，教育研修，など
職場（部署）（チームや人間関係，物理的環境に関するもの）	【働きやすい環境関連】レイアウト・内装の工夫，人的配置・勤務体制の見直し，照明・換気・騒音・温熱・有害環境の改善，安全装置の設置，など	【働きがいを感じるしくみなど】評価のフィードバック，情報提供方法の見直し，業務にあった裁量範囲の見直し，コーチング，メンター制，家族職場参観，資格取得機会の明確化，労働時間や休日取得の目標値の設定，など
作業（作業や課題に関するもの）	【作業しやすい環境関連】相談しやすい座席配置，作業しやすい椅子や机，台の設置，指揮命令系の明確化，サブリーダー配置，など	【コミュニケーションなど】情報共有ルールや方法の設定，役割分担の見直し・標準化，作業手順の工夫，会議の進め方の見直し，学習の促し，懇親や研修の場の設定，など

しているような場合は，位置づけの整理をすることで理解を得やすい（**表3-3**）。

展開時

展開の段階では，先述したような抵抗が職場から起こることが予想される。この段階で留意したいのは職場の状態である。介入の失敗の多くは，その方法・強度と職場の状態，つまり環境改善のための「職場の準備状態」が合わなかったことに起因する。職場の準備状態は，具体的には職場のストレス状態や改善への意欲，上司の理解度，上司や同僚への信頼感などから推測できる。準備が整っていない状態の職場に一足飛びに改善を求めても，表面的な議論に終始したり，お茶を濁す程度の対策しか出なかったりして，時間を費やしただけの成果が得られず終わることが多い。本質的な議論をするためには「安心できる場」が必須なので，職場の準備状態の低い場合，まず意見を受け止め，お互いに安心して意見を言える環境づくりを目指し，回を重ねる中で具体的な改善に向けた議論を促すのが妥当

表 3-4　展開時の対話を促すコツ
職場の準備状態に合わせた介入方法の違い

	リスク介入	より良い職場づくり
対象	問題が明確にある職場	左記以外
目標	問題のもととなっている課題を見つけ，解決する	弱みを把握しつつ，強みをさらに伸ばす
焦点	問題解決型（問題リストへの対応）	より良い，理想の職場志向型
方法	・問題の同定（原因と結果） ・改善の必要な点を見つける ・対策を考える	・職場の状態（強みと弱み）の把握 ・強みを伸ばすために必要な点を共有する
特徴	・課題へ効率的に対応できる ・課題が解決すると，それ以上の発想につながりにくい ・議論がネガティブになりやすく，モチベーションが低下しやすい	・ポジティブなテーマ設定のため，参加しやすい ・より高い目線での発想が出やすい ・向き合わなければならない課題が見過ごされる可能性がある

と言える。そのうえで，問題が明確にある職場ではその解決に焦点を当てた「リスク介入」，活性化まで目指すならば「より良い職場づくり」を行うとスムーズである（**表 3-4**）。

　より良い職場づくりを目指すグループワークでは，参加者が「自分たちが目指すより良い職場」を考え，目標の意識合わせをすることも工夫のひとつである。議論の目標をメンバー自身の言葉で表現しあうことで，その言葉づかいの理由や思いを相互に理解し，議論がより前向きになり，発想も柔軟になることが期待できる。またこのステップにより，議論の拡散を防ぎ，愚痴の言い合いではなくより高い視座から職場を考えることを促すことができ，結果として，より主体的で具体的なアイデアにつながる。

　しかし，職場の問題点を考えるときは特に，話す内容がネガティブになることがある。あそこもダメ，ここもダメ，と言い合っていると，だんだん無力感が強くなり，やる気が失せてしまうことになる。このようなときは，どのようにすれば前に進めるかという観点で，議論の推進役であるファシリテータが議論に方向性を少し加えるだけで前向きな発想を促すことができる。

　職場環境を左右するのはマネジメントの意識によるところが大きい。マネジメントのモチベーションを保つためには，良好事例を提示して自職場での展開を具体的に考える機会や，職場環境改善や活性化に向けて実践していることを他職場のマネジメントと紹介しあう機会を提供することも，工夫できる点である。

継続時

　活動継続時にも，「実施担当者が替わると続かない」，「効果が見えない」「モチベーションが続かない」など，さまざまな課題が生じる。なかでも多いのは活動の考え方，進め方を理解した「担い手」の確保・育成に困難が生じることである。導入時から，この「担い手」である推進担当者の育成と配置については検討しておく必要がある。

　推進担当者に求められるスキルは，以下のものに代表される。

　・効果的なワークショップのプランニング，適切な参加者の選定

・専門知識
・グループワークの進行と議論の活性化促進スキル
・プレゼンテーションスキル
・改善を持続させるための効果的なフォローアップ，活動評価

　推進担当者を誰がやるかということも検討点になる。最初は産業保健スタッフや人事担当者などが担うことが多いと思われるが，継続させることを考えると，各職場や部・室内で人マネジメントを担う役割の人に継続的にかかわってもらえるよう，養成するとよい。

　以上，取り組みの段階別に課題と工夫点を挙げたが，まずはその組織での問題意識や関心はどこにあるのかを洗い出し，それに沿った目標と管理指標を設定し，活用することのできる資源を考慮したうえで計画していくこと，そして徐々に理解者を増やしていく姿勢が肝要と言える。

（4）　従業員参加型の「健康いきいき職場づくり」ワークショップ実践例

　健康いきいき職場づくりにおいても，従業員参加型の職場環境改善の手法を応用することで，効果的なプログラムを開発することができる。

　ある研究機関で，管理監督者からの提案をもとに，働きがいのある，コミュニケーションのよい，働きやすい「いきいきとした職場づくり」を目的とした参加型職場環境改善が実施された（折本ら，2013）。管理監督者との打ち合わせの後，一部門の従業員26人が全員参加して「いきいき職場づくり」ワークショップ（150分）を開催した。産業医による「いきいき職場」についての講義の後，「職場環境改善のためのヒント集」（アクションチェックリスト）（吉川ら，2007）に，いきいきとした職場づくりのチェックポイント6項目を加えた「いきいき職場づくりのためのアクションチェックリスト」を用いてグループ討議を行い，いきいき職場づくりのプランを発表した。これらのプランについて総合討議を行った後，4人の従業員代表を選んでさらにプランを具体化した。最終的に，職場全体で取り組むプランを「情報周知のためのホワイトボードの設置」「他チームの情報を得るための情報交換会」の2つに決め　推進した。

　産業保健スタッフは，開始後1ヵ月後，3ヵ月後，6ヵ月後に管理監督

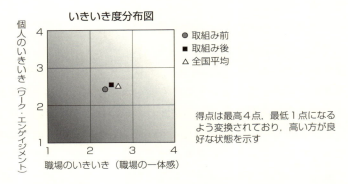

図 3-9 参加型ワークショップによる健康いきいき職場づくりの実例
新職業性ストレス簡易調査票によって測定された個人のいきいき，および職場の一体感が6ヵ月後に上昇した。
出典）折本ら（2013）

者および従業員代表と面談を行い，進捗状況の確認を行った。参加者の同意を得て，ワークショップ実施前と取り組み後6ヵ月を経過した時点で新職業性ストレス簡易調査票による調査を実施（回収率90％）し，取り組み前後の変化を確認した。その結果，個人のいきいき度（2.4点→2.6点），職場のいきいき度（2.3点→2.5点）が上昇していた（図 3-9）。健康アウトカムと満足度ではすべての尺度で得点が改善していた。また「上司のサポート」「上司のリーダーシップ」「同僚のサポート」等，部署レベルの仕事の資源において10尺度中7項目において得点が改善していた。実行された計画がいずれもメンバー間の情報共有を促進する内容であったことに加え，参加型のワークショップを通じて職場について話し合うことで，メンバー間のコミュニケーションが活性化したこと，当事者意識が醸成されたことが反映されたものと思われた。この事例からは，健康いきいき職場づくりを推進する方法の一つとして，参加型職場環境改善が活用できると考えられる。

Column 3

職場寒冷化

「職場寒冷化」とは,企業経営のなかで職場が担う多様な機能が毀損され,その結果として組織およびそこで働く人に悪影響がある現象を指す。

もともと,職場というものは,企業組織において多くの重要な機能を果たしてきた。具体的には下の表にあるように,**人材育成**(人を育てる機能),**協働**(チームで共通の目標を達成する機能),**所属**(人とつながることでの所属感・安心感獲得),**同質化または社会化**(仲間との交流を通しての組織文化の吸収)などである。

そしてこれらがオモテ機能だとすれば,各々に対してウラ機能もある。たとえば,人材育成のウラ機能は「**人材の評価・選別**」であり,協働に対しては「**競争**」,所属に対しては「**参加**」,同質化に対しては「**異質性の促進**」などウラの機能が存在してきた。職場というものは,オモテ機能とウラ機能の適切なバランスの上で,全体として健全性を保ってきたのである。またそれが組織競争力の基盤を形作ってきた。比喩的に言えば,これが「健康な(=機能する)職場」の姿である。

だが,ここしばらく日本企業においては,経営方法,特に人材マネジメント施策の変化により,ウラ機能が肥大化し,オモテ機能とウラ機能のバランスが崩れ,「職場寒冷化」という現象が生まれている。なぜそうしたことが

職場のオモテ機能とウラ機能

オモテ機能	主な内容	ウラ機能
人材育成	若手を育てる,先輩・上司が後輩を育てる	人材の評価・選別
協働	チームで頑張って,職場の目標を達成する	競争
所属(人とのつながり,コミュニティ)	職場に受け入れられて,所属感・安心感が得られる	参加(個人の目標追及のために参加する場)
同質化(社会化)の場	仲間との交流を通じての価値観,考え方などの共有	異質性の協調・促進

起こったかは丁寧な研究がないのでわかりにくいが，推測される背景には，成果主義的な評価・処遇制度の導入による競争の激化と育成機能の低下，同じく成果主義や非正規従業員の増加などによる職場での仲間意識の低下，組織と個人との短期的交換を強調することによる所属感の低下，そして個を重視する人事管理による異質性・個別性の重視などがある。

このような要因の結果，職場は人が育成されにくい場所になり，メンバー間の競争が熾烈になり，職場は所属感よりも参加意識をもつだけの場所になり，人材の社会化が行われにくい場所になった。これらが「職場寒冷化」の主な症状である。

こうした職場機能の変容は，組織の競争力という観点から見た場合，大きな問題である。なぜならば，人の育成は，研修等の職場を離れた育成（いわゆる Off-JT：Off the Job Training）よりも，職場での育成（いわゆる OJT：On the Job Training）のほうが何倍も効果的であるからである。また仕事というのはチームで行われることが多く，特にわが国の企業ではチーム単位で目標が設定され，メンバーが一丸となって達成へと努力する職場運営が多い。さらに職場への所属感を発端として，働く人は組織へのアイデンティティを獲得するケースが多く，また会社の文化や価値観を学習する過程では，職場の同僚などとの交流が役にたつだろう。少し考えればわかるように，何らかの理由で，こうした機能が働かないとしたら，組織基盤が弱体化し，企業の競争力が毀損されることになる。

さらに，筆者の研究によると職場機能の低下は，働く人の精神的健康の観点からも良いことではないことがわかってきた。労働政策研究・研修機構による質問紙調査を再集計してみると，人材育成，協働，所属等の機能が低下している職場では，そうでない職場に比べて，「私の職場では精神的ストレスを訴える従業員が増えてきた」と答える確率が，1.5から2倍ほど高いのである。寒冷化した職場は，経営にとって良くないだけではなく，働く人にとっても精神健康面で不適格な職場になっている可能性が高いのである。

そうしたなか，現在，職場機能を回復させるための，いわゆる「組織開発」が求められている。具体的には，人が育成され，メンバー間の協働があり，メンバーがつながるコミュニティが存在し，さらに一人ひとりの社会化がきちんと行われるような職場を回復するための取り組みである。職場寒冷化が進む中，組織としての基盤を確保し，企業の競争力を維持するためには，不可欠な経営施策である。また働く人にとっての精神的な幸せのために

も必要である。ここ25年ほどで，寒冷化してしまった職場を健康にすることが，経営と働く人にとって大きな課題となっている。

（守島　基博）

4章

人も組織も活かす
ケースマネジメント

　精神的問題のために治療を受ける人は平成11年から平成20年の間に約1.5倍（「うつ病」に代表される気分障害は約2.1倍）に急増し，現在も減っていない（厚生労働省，2012）。昨今の高度情報化・スピード化，グローバル化，労働力の多様化，厳しさを増す経営環境などの状況下で，仕事量・負荷の増大，仕事の責任の増大，上司・部下のコミュニケーション不足，上司が部下を育成する時間のなさなどが指摘されており（（独）労働政策研究・研修機構，2012），不調者や対応困難例は今後もしばらく減ることはないように思われる。社内に相談窓口を設定している事業所は5000名以上の事業所で89.0%，1000名以上の事業所でも83.4%にのぼるが，100名未満の事業所では14.2～41.0%と低く，事業所規模による偏りが大きい（全体平均は19.4%；厚生労働省，2013）。体制構築を行わない理由としてスタッフの不足やノウハウの不足が挙げられており，ケース対応ができる専門職を育成・配置するとともに，有効なノウハウを提供することが急務となっている。

　また，対策を講じている事業所の中で効果があったとするのは全体で36.9%にとどまり，有効な手が打てているとは言い難い。その要因のひとつには，窓口が利用しにくかったり，スタッフや対応内容・質にばらつきがあったりして，有効に活用されていない可能性がある。また，事業所内で合意・納得された窓口の目的がないために，「何年も通い続けているが状況の改善がみられない」など，効果につながる存在となっていないのか

もしれない。

　ポジティブメンタルヘルスの観点からケース対応を考えると，その目標は，本来のパフォーマンスを発揮できるための「再適応・再戦力化と組織の機能の有効化」といえる。そのために，周囲はできるだけ早く問題をとらえ，客観的なアセスメントと対策を施し，（感情的にもつれる前に）関係者総意のもとで最善の対応を行い，ネガティブ面の拡大防止とともにポジティブな面も含めた変化を確認し評価することが求められる。「ケース対応は専門家へ」という認識を持たれている人も多いと思われるが，再適応を目標に置いたとき，医療関係者のみでなく職域関係者（職場の上司，人事労務，産業保健スタッフ等）がそれぞれの立場で共通認識を持ったうえで対応することが要となる。本章では，ポジティブメンタルヘルスにおけるケース対応を職域関係者で進めていくための相談対応システムの整備，対応に必要な共通認識と方法，連携のあり方を解説していく。

4-1　相談対応システムの整備と連携のあり方

（1）　相談窓口の機能の設定

　相談対応システムを整備するにあたってまず明確にするべきなのは，その目的とスタンスである。目的によって求められるシステムの機能（スタッフの配置と役割，場所・時間，取り扱う内容，専門機関との連携方法など）は当然異なる。

　戦後多くの大企業では社内相談窓口が設けられたが，このときは精神疾患や悩みを持つ社員が相談を受けやすいように福利厚生の一環として設置された（広瀬，1966）。福利厚生を目的として窓口設定をする場合，対応の多くは治療主体となり，専門家と本人との関係のみで終結することが多い。相談内容は基本的に対応者と本人のみで保持され，問題が解決するまで継続される。利用者の利便性は高い一方で，組織的な対応につながりにくいために投資に見合う効果や対応の質にばらつきが生じやすい側面もある。

　1999年に精神疾患の労災認定基準の対象となる期間や条件が具体化さ

れ，2000年に旧労働省より「事業場における労働者の心の健康づくりのための指針」が公布され，さらに同年に最高裁で企業の安全配慮義務が明確にされて以降は，リスクマネジメントの目的で窓口を設置した企業も多く，外部相談窓口やメール相談窓口の設置が増えた。しかし残念なことにリスクマネジメントのためだけでは，外部相談窓口やメール相談窓口を安価に設定することで終わってしまい，やはり組織的な対応につながりにくいという側面がある。

個人と組織のリソースを最大に活用するためには，相談対応体制にも再適応支援と組織の生産性向上の目的を加える必要があると考えられる。そのためにスタッフの役割は合理的な時間内での「問題の見立てと解決」「関係者や医療機関との連携」「職場環境調整」により重点を置き，疾病対応のみでなく生産性に影響する問題全般（個人的な悩みや家庭に関する問題も含めて）を取り扱うことが求められる。利用者の傾向や相談内容からみた組織の傾向分析や，窓口の機能評価を事業所へフィードバックすることも必要となる。

相談対応機能は，事業場内に設置する場合と外部に設置する場合があり，利用しやすさ，浸透度，秘密保持性，企業文化の理解度，危機介入への参加のしやすさ，コストなどでそれぞれ長所・短所がある。従業員規模の大きい事業所では内部に設置するほうがメリットは多いが，規模の小さい事業所や分散事業所，専門職の少ない地域では，外部に設置するメリットのほうが多い。それらを勘案した上で，相談システムを構築していくとよい。

（2） 相談窓口のルール

相談対応システムの目的が明確になったら，窓口利用のルールを明確にしておく必要がある。ルールに含めるべきポイントを以下に挙げる。

　≪窓口利用のルールに含めるもの≫
　　・各関係者の役割規定
　　・関係者間での連携の方法
　　・医療機関との連携の方法

- 相談対応の内容
- 相談対応状況の事業場へのフィードバックの内容
- システムの機能評価の方法
- プライバシーへの配慮（基本的には，本人から収集した情報はあらかじめ設定した専門職の間でのみ共有し，第三者への開示の必要がある場合は，本人から開示相手と開示内容の了解を得た上で行うことを前提とする）
- 個人情報保護ルール（個人情報の取得と利用目的／個人情報の第三者への提供／情報取扱責任者／取扱いのルールと例外／個人情報の開示・訂正または利用停止など）

　これらのルールを定めたうえで，利用方法，相談対応内容，プライバシーと個人情報保護のルールを従業員に周知する。いつでもわかりやすいところに情報を明示しておくとよい。

（3）　相談窓口を有効に機能させるために

　相談窓口を有効に機能させるために，従業員へのＰＲ，ニーズと対応の合致，機能評価，医療機関とのスムーズな連携について触れておく。

　従業員に相談窓口を周知し，ニーズと対応を合致させるために，定期的なニーズ調査を行うと有効である。調査項目は社員の認知度・関心度・満足度・信頼度，利用方法や相談するポイントの理解度，窓口への要望などが挙げられる。

　相談対応システムの機能評価のための指標としては，社員の自発相談率，上司の相談率，ニーズ調査の結果などがある。これらを定期的にまとめ，経年比較を行うことで，窓口が有効に機能しているかなどの傾向を見ることができる。

　医療機関との連携においては，医療機関リストを保健所や精神保健福祉センターなどから入手し，そのリストに掲載されている医療機関の特色（総合病院・精神科病院・診療所などの種別，所在地，診療時間，予約制の有無，駐車場の有無）のほかに，追加情報（多く扱っている疾患や得意な専門領域，担当医の年代・性別，専門職の構成，職場のメンタルヘルス

への関心度など）を加えて，その事業所オリジナルのリストを作っておくと，のちの連携に有用となる。これらの追加情報は，実際に対応する中で整備されていくことになるが，相談窓口を再整備した折に近隣の医療機関を訪問し，社内ルールを説明しながら情報を得るなどして直接働きかけることも有意義である。交流を持つことで，医療機関の要望も聞ける上に雰囲気もよくわかり，のちの連携もしやすくなる。医療機関の情報を整えておけば，治療の必要な社員を紹介する際に，緊急を要する度合いや合併症のリスクへの対応の必要性，職場と自宅のどちらに近くにするか，予約制でじっくり話を聞いてもらう環境と予約なしでもすぐに診療を受けられる環境のどちらが良いか，疾患の特性，などから総合的に本人に選択してもらえる。また，そのような選択が可能なように，調子の異変を感じたら最初に会社の設定した社内外相談窓口を訪れるようルートを整備し周知することも必要である。

表 4-1 に，相談窓口を有効に機能させるためのチェックリストを載せた。このほか，主観的な評価になるが，相談窓口利用を促進するために

表 4-1　相談窓口の有効機能のためのチェックリスト

No.	カテゴリ	内　容
1	規　定	利用規定の策定・相談対応ルートの整備
2	環境整備	相談環境の整備（相談場所やルールなど）
3	周　知	相談窓口の従業員への周知
4	周　知	プライバシー方針の明示
5	スタッフ	社内専門スタッフの役割と業務分担の規定
6	専門家	社内外の専門家との契約内容，連携方法，情報共有，報告事項の規定（契約する場合）
7	外部機関	医療機関との連携準備（医療機関リスト作成・管理）
8	教　育	相談利用方法の教育（管理監督者向け）
9	教　育	相談利用方法の教育（一般従業員向け）
10	記　録	相談利用状況の記録

「自分なら利用したいと思うか？」「相談室や待合室のレイアウトは安心できるものか？」「相談した後の情報の扱いは信頼できるか？」「専門家間（社内外）の連携は有効に機能しているか？」「利用情報を予防的な活動や事業所の対策に活かせているか？」といった観点で振り返ることも有効である。

4-2 ケースの理解と対応

再適応を目標としたケース対応は，職務遂行レベルを高めるための本人へのアプローチや業務内容調整，関係者の利害調整など，考慮すべき要因や関係者が多く，早期解決のためには多様な視点からのアセスメントが必須となる。

ここでは，アセスメントを「介入方針を立てるために必要な情報を収集・要約し，専門的な判断を加えていくこと」と定義し，その流れとポイントを紹介する。対応する職域関係者の専門性により視点や対応できる内容は多少異なるが，主なアセスメント結果は関係者間で共有し，統一見解のもとで対応にあたることが望ましい。

（1） 対応の手順

図4-1に職場で困ったケースへの対応フローを示す。以下にステップに分けてみていく。

▶ステップ1　受療の必要性の判断と医療機関への紹介

本人からの自発的相談，本人の様子の異変，職場での問題行動等，きっかけはさまざまであるが，対応する際はまず本人の話をよく聴き，最低限必要な情報を集めることが原則である。そのうえで，緊急を要するケースの場合は危機介入となる。自傷他害のおそれ（自身もしくは他者の生命・財産を脅かす可能性）のある場合は，時間をおかずに入院等の医療介入を行う必要がある。そのほか，入院が必要と判断されるのは，人と協調しながら社会生活を送ることができない場合，自分の身の回りのことができない場合，社会的規範の逸脱や反社会的行動がみられる場合，幻覚・妄想に

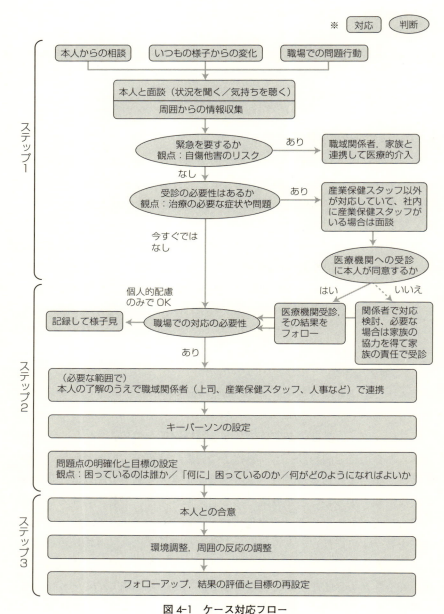

図 4-1　ケース対応フロー

動かされ，自分で自分の言動をコントロールできない場合，病識がない場合，職場ばかりでなく家庭においても環境が悪く，そこから本人を離したほうが治療的に良いと判断される場合などである。この場合，職場の人間だけではなく家族による対応を原則とするべきである。入院の形態は，本人の同意に基づく任意入院が前提となるが，本人の同意が得られない場合は強制入院の手続きをとることになる。

　緊急を要さないが専門的治療を受療する必要が生じた際は，関係者と連携しつつ迅速にかつ本人にとって適切な専門機関を紹介することになる。治療への動機づけの低いケースも少なからずあり，紹介までの一連の作業が効率的に行われるためには，あらかじめ対応フローを関係者で共有し，近隣の関係機関の情報を整理しておくことが必要となる。

　本人を専門家に受診させる判断を行うのは，専門的治療による対応の有用性に関する見通しが立つ場合もしくは確定診断・精査や治療見通しを立てるために専門機関受診の必要性のある場合が前提となる。加えて，本人の受診希望がある場合，日常生活上の支障による困難が大きい場合で，仕事上の支障や，不眠等の家庭生活その他の支障がある場合，躁状態などによる浪費，逸脱行為，ストーキング等の問題行動をコントロールしないといけない場合に専門家受診を勧めることになる。

　受診が拒否されることも多いが，実際に問題は生じており，専門機関受診の必要性が明らかになっているのであるから，本人の否認をひとつひとつといて，問題に直面化させ受診の必要性をきちんと説明していかなければならない。説明する内容は，本人にとっての受診のメリット，受診にあたっての障害の解消を工夫する方法の提案，就労上の配慮（安全配慮義務）の必要性といった社内ルールに基づく根拠，などである。また，必要に応じて職場，家族の心配と期待を説明して説得することも効果的である。当たり前であるが，このとき，本人を強制的に受診させようとしたり，嘘をついて受診させたりするような，信用を落とすことはしてはならない。しかし誠実に説得するなど努力を尽くしても本人が拒否する場合には家族に連絡をとるようにする。

　紹介する際は，社内に健康管理部門がある場合はそこから紹介状を出

し，治療上の見立てと見通し，治療対象となる問題と職場での対応が必要な問題などを確認する。また，精神科医を対象とした調査によると，治療者の役に立つ職場からの情報は，「普段の職場での言動」，「受診前の職場での言動」，「職務内容の詳細」，「職場での本人をめぐる人間関係」，「職場での本人の仕事ぶりに対する評価」などが上位に挙がっている（廣，2012）。より有効な連携のため，プライバシー保護には十分留意したうえで，主治医と産業医をはじめとした産業保健スタッフ等との間で情報共有をすることが望まれる。

▶ステップ2　就労上の課題の見立てと目標設定

　職場への再適応のために，問題点を明確化し見立てていくところから始める。基本的には，「誰が」「何に」困っているのか，そして「どのようになればよいか」という観点で対応を考えていく。職域での問題の特徴の一つは，解決の必要な主体が本人のみとは限らない，ということである。さまざまな関係者（マルチステークホルダー）のニーズに対応する必要があるため，見立てにはその観点も入れていく。そのためには，記録する段階から，誰が何を求めているか，を明確に分けておく必要がある。

　再適応のために職域で行う問題点の見立ては，治療者が治療計画を立てるために行う「専門的な見立て」とは視点が異なる。具体的には，治療者による見立ては疾病性への理解であり，診断基準と照らして本人の病状の内容と程度を測るものが主となるが，職域関係者による見立ては就業上で生じている問題（事例性）への理解に基づき，本人や職域関係者や家族の状況，仕事内容などを鑑みて対応目標の設定と対応内容と優先順位をつけるためのものである。

　事例性の理解に必要な情報とその後の対応を図4-2にまとめる。これらの情報は，職域関係者がそれぞれの立場から得られるものを総合したものである。

　ある程度情報が集まったら，状況を把握し問題を整理する。職域関係者のうち，対応の要となる人が中心となって，誰が何に困っているのか，状況の何がどう変わったら問題と感じなくなるのかなどを整理していく。整理する中で，対応の目標を設定していく。目標は，再適応・再戦力化のた

職場におけるケースの見立てに必要な情報
＜本人から＞
　a)本人の困りごと　　　　　　b)問題の起こった経緯と理由についての本人の理解
　c)医学的診断に必要な症状（「いつもと違う」症状の内容，程度，期間，既往歴，
　　通院・服薬状況など）
　d)本人の関心事と希望・意思　　e)職場での状況　　f)生活状況
　g)その他　背景情報
＜周囲から＞
　h)対応の必要な主な理由　　　i)関係者の本人の処遇への期待
　j)本人の最近の勤務状況と以前の勤務遂行能力
　k)本人の会社での同僚や友人との関係など
　l)家族からの情報（本人の家での過ごし方，家族の問題意識など）
※これらの情報すべてを一度に把握しなければならないわけではなく，状況に応じて
　必要な情報を収集していく

問題の整理
・問題の構造
・問題につながる本人の行動の形態，問題の生起状況，行動の結果と周囲の反応，
　本人の対処法
・本人の感じている問題点と期待
・関係者の感じている問題点と期待

職域での見立て　・・・　主要な問題と現実的な目標
精神医学的側面への見立て　※社内に専門家がいない場合は，主治医の意見を
　・・・　疑われる疾患（今後の対応や予後の見通しを立てるために必要な評価を
　　　　精神医学的観点から行うもの（診断をするのではない））
心理・社会的側面（就労面）の見立て
　・・・　業務遂行状況（機能低下の有無，うまくいっている点と問題点など），業務遂行能力
　　　　問題の維持要因と有効性が期待される対応
　　　　職場のサポート機能（職場の人間関係）
心理・社会的側面（生活面）の見立て
　・・・　生活状況と基本的な生活能力，家族その他のサポート機能
本人の特性の見立て　※専門家がいる場合（再適応のために必要な側面だが，レッテル貼り
　にならないよう注意）
　・・・　本人の基本的な内的資源（感情処理の水準，知的水準），問題のとらえ方，
　　　　思考パターン，枠組み，価値観，こだわりなど

図 4-2　ケース対応のための情報収集から見立てまで

行動の 基本原則	本人にとって 望ましい	本人にとって 望ましくない
周囲にとって 望ましい	行動は維持される	行動は生じなくなる
周囲にとって 望ましくない	行動は維持される	行動は生じなくなる

図 4-3 行動と結果の相互作用
※網掛けが不適応の生じる部分

めには環境をどう調整し，本人のどの行動を修正してどの強みを伸ばすか，という観点から考えていく。問題の生起状況や目標となる行動は，具体的かつ現実的に把握するのがよい。たとえば漠然と「遅刻が多い」「周囲との協調性がない」などとしてしまうと，「多い・少ない」の基準や「協調性」の判断が主観的なものとなり，本人と周囲の認識にずれが生じやすい。より具体的に「2ヵ月のうちに5回，10分以上の遅刻があった」「担当業務の進捗の記録と報告を忘れてしまう」など，第三者が聞いて具体的に行動を想像できるように問題を具体化するのが肝要である。

　問題が整理されたら，就労面，生活面，本人の特性，精神医学的側面から見立てを行う。本人の特性や精神医学的側面からの見立ては，再適応のために有用なものだが，これは訓練を受けた専門家が行うことが前提である。専門家がいない場合は，主治医からの情報が頼りとなる。

　状況を理解し見立てをする上で，「問題の維持要因」に着目することは重要である。人間の行動は環境との相互作用で維持され，もしくは減っていく。問題行動が起こるとき，その結果はどうなっているか。周囲はどのような反応をしているか。本人はそれをどう受け取っているか，というところまで把握していると，状況が理解しやすい。周囲は問題とみなす行動でも，本人にとって好ましい結果を伴うのであれば（もしくは不快な結果が起こらないのであれば），その行動は繰り返されるし，逆に周囲が期待する行動であっても，本人にとって好ましい結果が伴わなければ（もしくは不快な結果が伴うようであれば），その行動は起こらなくなっていく。

案外,周囲も本人もこの相互作用に気付かないまま,両者の溝が深まっているケースは多い(図4-3)。

▶ステップ3　適応支援の実施とフォローアップ

問題点と目標が設定されたら,本人と合意する。その際,起こっている問題をできるだけ客観化し,どのようにすれば問題が解決に向かい,周囲は何をするかを明確に提案できるとよい。本人が合意したら,期間を定めて目標設定し,定期的に状況を確認する。達成できたところはそれによる良い効果を共有し,達成できなかったところはその要因を検討する。職場での支援者や関係者間でも情報共有を行い,良い変化を共有することが大事である。

(2)　連携して対応するための記録のつけ方

多元的な情報をまとめ,背景の異なる職域関係者が共通の認識を持つためには,共有する情報を共通の方法で記録するとよい。ここでは,医療現場で用いられるPOMR(Problem Oriented Medical Record:問題指向型診療録)の手法を活用し,職域で応用する方法を紹介したい。記録は基礎データ,Problem lists,Action lists,Progress notesの4つのパートから構成される(図4-4)。基礎データには,図4-2で得られた情報と見立ての内容を記載する。Problem listsは,ケースの何に対応し,何の解決を支援しようとしているのかがわかる一覧表であり,問題が解決するたび,あるいは新たな問題が出現するたびに随時更新する。記載する際は,いくつかのコツがある。

・問題点の優先順位順に並べていく。
・問題点は,はじめは安易に統合せず,別々の問題としてとらえるほうがよい。
・曖昧な表現,主観的な表現は避け,具体的な事実を記載する。

Action listsは,問題解決のための行動計画である。幅広い問題それぞれに対応する計画を具体的に行動レベルで記載する。また,連携の必要性の有無(専門機関への紹介,関係者間の環境調整,関係者からの支援の要請)を判断し,計画に盛り込んでいく。最後のProgress notesは経過記

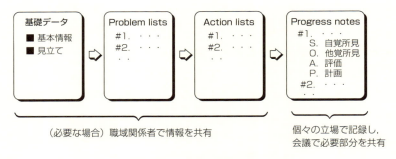

図4-4　POMRによる記録

記録用紙：記入例

		初対応：〇〇年〇月〇日	
社員No.〇〇〇〇	氏名：〇〇〇〇	36歳	(男・女)
所属：経理課経理係		職位：主任	
所属歴：〇〇年入社、A事業所経理課→〇〇年現所属			
住所：〇〇市〇〇区〇〇1-2-3　電話番号：000-00-0000			
家族：妻と長男（8歳）、母、兄　同居：妻、長男			
主な問題：大きな会議の前になると突発の休みを繰り返す			
対応の経緯： 3/1 上司からの相談。期待をかけて重要な仕事を任せたものの、トラブルが多発しており、最近元気が「ない」とのこと。保健師と人事と対応検討。			
本人の認識： 3/3 保健師本人面談。たまたま会議の前に体調を崩すということが続いた。しかし多少のプレッシャーは感じている。3か月前より不眠あり。			
周囲の認識： （3/1 上司より）業務遂行能力は問題なし。昇進試験直前。トラブル対応で上司に委縮している様子。			
職場での状況： （3/1 上司より）職場の人間関係は問題なし。トラブル対応のため2か月前より残業80時間超。2か月前より突発有休5回。			
生活状況：家族からの情報はなし。妻が第2子妊娠5か月。			
医療機関：※通院歴なし　（　　年　月〜）			
対応者：上司〇〇、人事〇〇、産業保健〇〇			

状況と目標
〇年10月ごろより重要な仕事を任されたが、トラブル対応による長時間勤務が続き、年明けより2か月間で突発有休を5回繰り返す。以前はこのような問題は見られなかったこと、休むのは大きな会議の前であること、昇進試験前で上司に委縮した態度が見られることより仕事へのプレッシャーが関連している様子。
まずは上司とトラブル対応について方針を立て、休む時には突発にならないよう工夫する。また、不眠への対応とそれ以外の精神症状の有無についても検討が必要。

Problem lists	Action lists
#1. 不眠 （1月頃〜平日は毎日3時間ほど寝付けず）	#1. 悪化する場合、医療機関へ紹介する
#2. 突発有休（2か月で5回）	#2. 体調の変化に気付き、前日に連絡をするようルールをつくる
#3. 長時間労働（2か月間、80時間超、トラブル対応による）	#3. 上司とトラブル対応の方針をたて、分業化する
#4.	#4.
休職・異動など	留意点

録であり，問題ごとにどのような経過をたどったかを記録する。記録する際は，主観的事実（S; Subject），客観的事実（O; Object），3側面からの評価（A; Assessment），今後の計画（P; Plan）に分け，誰が記録を見ても状況と経過がわかるよう整理する。この一連の記録を主となる対応者が記録し，必要な箇所を関係者と共有することによって，共通認識を得，さらなる情報共有を促す効果が期待できる。

4-3 職場で困るケースへの対応

(1) 困るケースのいろいろ

上述の基本的なシステムとルールを作り，対応をしていても，対処に困るケースも多々生じる。ここでは，そのような「職場で困った」ケースへの対応について整理していく。

「指示がうまく伝わらない」「会社の悪口を言いふらす」「出社はできないが飲み会には参加する」「休復職を繰り返す」など，職場で対応に苦慮するケースは数え上げるときりがない。職場で対応を検討する際は，「病気か否か」よりも「どの行動が問題か」に着目するのがよい。病名は先述のとおり「治療方針を立てるためのもの」であり，同じ病名であってもその病態，問題の深刻度，必要な対応はさまざまである。また，診断書に書かれる病名は，必ずしも疾病の本体を示すとは限らず，主治医が本人のことを配慮して許容範囲内で便宜上の記載をすることもあるからである。

職場でみられる問題を「行動」に着目して類型化すると，主に①「うつ状態」を呈するものの従来のうつ病対策では効果が見られにくいパターン，②気持ちのアップダウンが激しくて周囲を巻き込んで問題を生じさせるパターン，③周囲との協調が苦手で突飛な行動が問題を引き起こすパターン，④奇怪な言動が目立つパターン，⑤依存などの問題行動が仕事にまで悪影響を及ぼすパターンが挙げられる。

(2) パターン別対応法

以下にパターン別の対応ポイントをまとめた。ここでは，疾病別の基礎知識（医学的診断，疫学，予後や治療法）については他書に譲り，主に行動面から職場での対応を考えていく。

▶「うつ状態」を呈するものの従来のうつ病対策では効果が見られにくいパターン

「うつ病」に罹患すると，強い苦悩を伴った気分の落ち込みが数週間から数ヵ月持続し，日常生活や社会生活に支障をきたす。症状としては，気分の落ち込み，疲れやすさ，興味や関心の低下が認められ，食欲や睡眠の

変化，思考・決断力の低下，罪責感がみられ，さらには自殺念慮を抱く場合もある。職場では，自分自身や将来への否定的な評価，強い秩序指向性，几帳面，完璧主義，正義感や義務感が強い，といった性格傾向がよくみられる。しかし，この特徴にあてはまらず苦手な状況でのみ調子を崩して「うつ状態」を呈するように見えるケースも近年増えている。このパターンは，本人よりも周囲が困っているように見えるのが特徴といえる。実際は本人も苦しい思いをしていることが多いのだが，一般的に受け入れられにくい行動が目立つために，周囲との関係もぎくしゃくしたものとなり，問題の深刻化につながってしまう。また，「うつ病」への基本的な対応（休養と投薬をしっかり行い，「頑張らずに」注意しつつ，少しずつ負荷を増やしていく）が有効ではないことが多く，対応に苦慮することも多い。もちろんケースバイケースだが，このパターンのケースへの大まかな対応の指針を得るために，代表的な以下の5つの傾向の強さを見立てて，対応策を考えるとよい（川上ら，2015）。

≪自己中心的行動傾向≫

職場がどんなに忙しい状況でも自分の予定を優先して休暇を取る，自分の休職の穴埋めに奔走している同僚に対して休職中に旅行に行った話をするなど，周囲から反感を買うような自分勝手な行動を示すことがある。周りにどう思われるかをあまり深く考えずに悪気なく行動している場合は自分では気づかないので，次第に周囲から理解を得られにくくなり，その行動が修正されることもないまま周囲の人と心理的距離が開いてしまう。職場での対応の第一段階では，本人の理解する前提条件と周囲の理解とのずれを確認することである。そのずれに応じて，たとえば就業規則などのルールを改めて明確に伝える必要がある。その際，「こうするのはいけない」ではなく，「こうするのではなく，こうするのが望ましい」と望ましい行動を示すことが重要である。

≪自己愛的行動傾向≫

自分に対する否定的な意見に触れると急に攻撃的になったり，過剰な自信を見せて周囲を見下すような言動がみられたりする場合，より慎重な対応が求められる。自尊心が傷つくと，自分でもコントロールできないほど

に相手を攻撃したり侮辱したりしてしまうケースでは，こじらせると訴訟問題にも発展する。できるだけ言葉の齟齬がないよう，複数人で対応し，対応の記録を取っておくことが勧められる。そして，本人を否定しているのではなく，本人のとったどの行動が職場のどのルールにそぐわない，というように，対応者個人の考えではなくてルールにそって対応していることを本人に示すことが大事である。

≪回避的行動傾向≫

仕事で注意されると翌日休む，言い訳ばかりして責任を果たさないなど，向き合わなければならない課題を回避する行動傾向を示すことがある。この場合は，放っておいても何も変わらず周囲の信用を落としていくだけなので，どのような行動が望まれるかを具体的に説明したうえで，少しでも課題に向き合う行動が見られたときには承認していくといった教育的態度を示すこと，回避する対象が明確になっている場合は無理なく克服できるようにスモールステップで目標設定すること，といった対応が有効である。

≪短絡的・享楽的行動傾向≫

翌日のことを考えずに飲み会やゲームなどその場の楽しみに興じ，結果翌日の業務などに支障をきたすなど，短絡的な行動傾向がみられることも多い。この場合も自己中心的行動傾向と同様に，自分の行動が周囲にどのような影響を与えているかを伝える必要がある。しかし叱責などの形で一方的にしかりつけることは状況を悪化させる可能性があるため，冷静にどの行動がどのような結果をもたらしており，どのように変えればより自他ともに過ごしやすくなるかを伝えるのがよい。

≪権利主張傾向≫

診断書を盾に配置転換を要求するなど，会社や職場に対して一方的で過剰な要求をしてくることもある。主張には主張で対抗してしまいやすいが，まずは本人が何に不満を感じているかよく話を聞き，職場としてできることとできないことを明確にする必要がある。本人の不安や憤りをあおらないようにするため，対応者の態度や考えにあいまいな点が残らないようにすること，言うことを途中で変えないこと，記録を取っておくこと，

関係者で情報共有を行うことが肝要である。

▶気持ちのアップダウンが激しくて周囲を巻き込んで問題を生じさせるパターン

眠らなくても元気，喋りだすと止まらない，浪費や交際関係の拡大が自制できないほどになる，といった異常なハイテンションが見られる時期と，落ち込んで何もできない時期を繰り返す場合，社会的関係が崩壊する前に対策を打つ必要がある。多くは医療との連携を必要とするので，早めに医療機関を受診するよう促す。ハイテンションの時期に医療機関を受診することは難しいことが多いので，家族の協力を得ることも重要となる。

明確にハイテンションとわからない程度の波を示すケースも多い。この場合は少し自信過剰だったり，周囲の人を怒らせ関係をこじらせたりして，周囲から敬遠されてしまうこともある。この場合も治療により状態が軽快することも多いので，医療機関との連携を第一に検討したい。

職場では，ハイテンションの時期には問題の拡大を防ぐために家族や関係者で援助方針と援助体制を確立する。その際，援助者自身が専門家のコンサルテーションを受けながら，情報の共有化と役割分担の明確化を行うとよい。問題行動に対しては過度に反応せず，周囲の人を職場全体で支えていく。逆に落ち込んでしまう時期は，休養に専念し，自殺などの行動化に注意する。どの時期でも通院と服薬管理をしっかり行い，関係者での連携が重要となる。

▶周囲との協調が苦手で突飛な行動が問題を引き起こすパターン

周囲との協調が必要な作業でミスが多い，何かに際立った成果を見せるが事務作業では抜け漏れが多い，といった行動が，何かのきっかけではなく，就業当初から見られているような場合は，本人に是正を促すよりも職場環境や仕事内容を本人にあったものにしていくよう対処するほうが適応はスムーズである。

言葉の裏の意味が伝わらない，曖昧な表現の理解が苦手といった特徴があると，対人関係に悪影響を及ぼすことが多い。トラブルが続き，有効な手が打てない場合は，本人に変化を求めるよりもできるだけ対人交渉を要する業務は避けたり，用件は具体的に伝えたりする配慮が必要となる。

慣れたことの処理は早いが新しいことに取り組むと完遂できない，些細な（に見える）ことに関わって前に進めないという傾向も，鍛えて変わるものでないことが多い。ルーティンワークを重点的に割り振る，専門性を高める方向でキャリアプランを構築するなど，やはり環境を整えるのがよい。また，日々の業務でも，予定変更があるときは前もって伝えるなど見通しのつく状況をつくるとよい。

　指示の取り違えが多い場合も，本人の能力の問題ではなく，情報処理の方法が偏っているのかもしれない。情報伝達は図や文字にして視覚情報を増やす，仕事は一つずつ段階を踏んで依頼するなどの工夫で，本人も周囲も仕事がやりやすくなる。

▶奇怪な言動が目立つパターン

　現実にはないことを強く確信し，訂正できない考えをもつ（周囲が自分を敵視していると考える，「いつもスパイに監視されている」と訴えるなど），現実には存在しない対象を知覚する（「他人が自分のことを噂している声が聞こえる」と訴えるなど），思考や会話にまとまり・脈絡がない，周囲と打ち解けない態度，会話の量や流暢さの極端な減少，職務遂行能力の著しい低下，無断欠勤などの変化や兆候が見られる場合には，まず医療機関への受診が対応の第一となる。本人には病気であるという自覚（病識）がないことが多いため，本人の病的体験を理由にするよりも，（本人も困っている）睡眠障害，食欲低下，体重減少，気力低下，不安・焦燥感，恐怖感，感情不安定などの症状に焦点を当て　健康問題を改善するために受診をすすめるとうまくいくことがある。また，職場関係者だけではなく家族と連携して対応を進めることが望まれる。

　医療につながった後は，主治医の助言を受け，環境調整を行う。一般的には環境変化に弱く，臨機応変な対応や判断，慣れない作業や人間関係，見通しのつかない状況への適応が難しいことが多いので，仕事の範囲，勤務時間，職場での立場や役割が明確で，ルーティン化された業務を慣れたリズムで進めることができると望ましい。本人に指示をする場合は，具体的に，明確に，そのつど与えることが大切で，抽象的な指示は大きな負担となり混乱させてしまう。また，繰り返しの指示も必要で，今やる作業は

今指示するとよい．治療が順調に進んで環境に慣れれば，行動上の大きな問題は減ることが多い．

　適応後に注意が必要なのは，治療・服薬中断と再発であるので，通院できる環境を整え関心を持っておくことと，本人がストレスと感じやすい状況や初発時のサイン（作業能率低下，緊張した表情，不安，焦り，心気症的な不定愁訴，不眠，便秘など）を把握しておき，そのような特徴が認められたときは主治医との連携の上で早急に対応する必要がある．

▶依存などの問題行動が仕事にまで悪影響を及ぼすパターン

　アルコール，ギャンブル，ＳＮＳなどにのめり込み，朝から酒臭がする，休憩時間にこっそり缶チューハイを飲んでいる，宴席で喧嘩する，無断欠勤や飲酒による事故を起こす，生活費をつぎ込んでパチンコに通い離婚の危機に瀕する，夜中までＳＮＳをやったために朝起きれず遅刻を繰り返すなど，社会・職業上のデメリットが大きいとわかっているのに依存行動をコントロールできないパターンもある．依存行動で問題が生じているのであれば，業務で本来の能力を発揮してもらうためにその行動をコントロールできる状態にすることが目標となるが，アルコールやギャンブルなどの強い依存性のある場合，やはり専門治療機関で治療プログラムに参加することが必要となる．

　まずは本人への直面化をどう行うかが重要になる．特にアルコール問題の場合，「アルコール依存症は"否認の病気"」とも言われるように，本人に飲酒問題の存在を認めさせることが難しい．また，飲酒への肯定は症状である．したがって，本人の飲酒行動で何が問題となっているかを，記録をもとに，つめていくとよい．直面化する際には，家族も含めた関係者が「断酒を目標にする」など，同じ認識を持って本人に接することが肝要となる．誰か一人でも曖昧な態度をとると，そこから依存行動が維持されてしまうことが多い．

　治療導入後，職場では依存行動を刺激しない配慮が必要となる．アルコール依存の場合，たとえば飲み会には本人を誘わないかアルコールの一切出ない会にする，本人の劣等感を刺激する言葉がけをしない，などが求められる．また一般的には依存行動がすぐに消失することは少なく，失敗

を繰り返しながら時間をかけて回復するため，重要なのは依存行動の再発の兆候に早く気づいて対応することである。また，態度は強気でも不安や劣等感を抱えるものである。周囲は，本人に以前の状態に戻ってもらいたいという温かい気持ちと毅然とした態度（love & tough）の両方を持って対応することが望まれる。

（3） 対応者の留意点

　職場で困るケースに対応するうえで，留意しておきたいことは「対応者から本人への感情移入」である。主には「だからアイツはダメなんだ」「アイツさえいなければ」といった否定的な感情移入であるが，本人に期待を持ちすぎる場合もある。視点が「問題点」から「個人」にずれることで，いらぬ感情のもつれを招き，事態が混乱することもあるので注意が必要である。また，対応者に「これだけしてやっているのだから」という貸し借り感情があると，本人が思うように行動しないときに，憤りや怒りを感じる。これも，「自分がしてやっている」と感じている内容と，本人が受け止めて，変化させることのできる行動範囲とを分けて考えるべきである。そして，対応者が自分の思い入れのある人物と相手に共通点があるような場合，それを反映した感情を持つこともある。その場合も，相手の行動から視点がずれてしまっている。対応する際は，自分の個人的感情と，相手の行動を分けてみることができているか，常に振り返る必要があるだろう。

　自分の感情に巻き込まれないためにも，一人で抱え込まずに周囲と連携をとる必要がある。周囲が困るケースこそ，職域関係者で課題意識を整合し，目標と情報を共有し，本人の職場適応をともに喜び見守る姿勢が大切となる。

5章

復職支援のおさえどころ
― 能力開発とキャリアの観点から ―

　効果的な職場復帰支援を行う上で，社内の健康管理体制づくりが重要となる。人事労務担当者は，社内の産業保健スタッフや職場の上司と連携して，社内の健康管理の仕組みに沿った対応を行うことが大切である。社内の健康管理の仕組みをきちんと回していくためには，従業員の健康情報の管理や，健康管理の基本的な手順などについて社内規定を整備しておく必要があり，健康情報の管理に関するルールや，健康管理の基本的な仕組みについてのルールを決めておくことが円滑な対応のポイントとなる。難波ら（2013）は，従業員の健康問題に対応する基本的な仕組みとして，①健康問題のある従業員に対しては，産業医（または心理職・看護職）との面談を実施し，②産業医が就業に関する意見書を発行し，③人事労務担当者は，産業医の意見，主治医の診断書，職場の状況などを総合的に判断し，必要に応じて適切な就業上の措置を実施することが，重要であるとしている。また，従業員が安心して相談できる社内相談窓口（上司や人事労務担当者に知られずに相談できる，相談内容について秘密が守られる，など）を設置することも重要なポイントとなる（**表5-1**）。

　メンタルヘルス不調により休業した従業員の職場復帰支援については，厚生労働省（2009）による「心の健康問題により休業した労働者の職場復帰支援の手引き」を参考に，職場復帰支援プログラムを作成することが基

表5-1 健康管理に関する社内規定の整備のポイント

健康情報の管理に関する規定で定めておくべきこと
・健康情報の取り扱いについて：従業員の健康情報は衛生管理者，産業医などの産業保健スタッフのみが取り扱い，それ以外の従業員が閲覧できないようにする，など ・健康情報の開示について：従業員の健康情報を会社に開示する際には，産業医や衛生管理者が加工したものを用いる，など
健康管理の基本的な仕組みに関する規定で定めておくべきこと
・健康相談窓口の設置について：社内に従業員が自発的に利用できる健康相談窓口を設ける，など ・従業員の健康問題に対応する基本的な仕組みについて： 　①健康について配慮が必要な者については，産業医面談を行うことがある 　②面談の結果，健康管理の観点から就業上の措置が必要と産業医が判断した場合，産業医は「就業上の措置に関する意見書」を書面で発行する 　③人事担当者は，産業医の意見書や主治医の診断書などの医学的な情報に加え，職場の状況，就業規則などを総合的に判断し，必要に応じて就業上の措置を講ずる

出典）難波ら（2013）より引用，一部改変

本となる。手引きでは，職場復帰支援の流れを5つのステップに分けて解説しており，各ステップで対応すべきことが具体的に記されている（図5-1）。本章では，従業員の能力開発とキャリア支援の観点から，従業員のいきいき向上や職場の活性化に役立つ職場復帰支援プログラムについて解説する。

5-1 復職支援プログラム作成の基本

職場復帰支援プログラムの作成に際しては，厚生労働省（2009）による「心の健康問題により休業した労働者の職場復帰支援の手引き」にそって検討することが基本となる。本項では，手引きの5つのステップの中でも，従業員のいきいき向上や職場の活性化を目指す上で，従業員の能力開発やキャリア支援の視点が特に重要となる，「病気休業開始及び休業中の

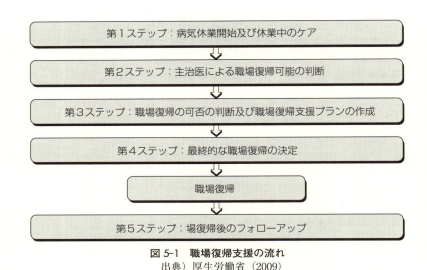

図 5-1 職場復帰支援の流れ
出典）厚生労働省（2009）

ケア」，「職場復帰の可否の判断及び職場復帰支援プランの作成」および「職場復帰後のフォローアップ」の3ステップについて，職場の人事労務担当者や産業保健スタッフが対応する際のポイントを解説する。

第1ステップ：病気休業開始及び休業中のケア

第1ステップでは，従業員が病気休業を開始する段階から休業中にかけての対応の流れが示されている。病気休業開始及び休業中のケアにおける従業員の能力開発やキャリア支援においては，第1ステップでの対応から得られた情報をもとに，具体的な支援方法を検討することが重要となる（表 5-2）。

▶従業員の能力開発

従業員の能力開発では，現在の業務上の課題の整理と能力開発のための具体的な取り組みの支援について検討する。休業前の業務内容について，業務に関する得意・不得意や本人の強み・弱みを具体的に整理し，得意分野や強みを伸ばしたり，不得意分野や弱みを改善するための具体的な行動プランを作成する。特に，苦手な業務が大きなストレスとなり，メンタルヘルス不調に至ったと考えられる場合は，業務内容や苦手なポイントにつ

表 5-2　休業中のケアにおける従業員の能力開発やキャリア支援のポイント

能力開発	・課題の整理と能力開発のための取り組みの支援（得意・不得意や強み・弱みの整理，行動プラン作成など） ・発達障害に関わる困難への支援（極端に苦手な作業への取り組み方の工夫の検討など）
キャリア支援	・基本的なキャリア支援（キャリアに関する価値の明確化，できること・したいこと・しなければならないことの整理など） ・キャリアに関する不安の解消（不安の整理と対応法の検討，復職後の見通しの説明など） ・キャリア相談室との連携
いきいき向上	・能力開発とキャリア支援を通してのいきいき向上 ・いきいきのための行動を増やし，いきいきできる考え方を支援（認知行動的アプローチなど）
職場の活性化	・従業員のいきいき向上により職場の活性化を促す ・職場での良好なコミュニケーションを支援 ・従業員の特性を踏まえた適正配置

いてより具体的に整理し，改善につながる対応を検討しておくことが重要となる。自閉スペクトラム症や注意欠如多動症など，発達障害の特徴や傾向を持つために本人が当該業務を極端に苦手としている場合は，苦手な作業への取り組み方の工夫の検討に加えて，本人の特徴を踏まえて本人がより得意とする業務を担当させるなど，業務内容の調整を検討するほうが，結果的に本人の能力開発につながりやすい場合が多い。

▶従業員のキャリア支援

従業員のキャリア支援では，基本的なキャリア支援として，本人の今後のキャリアにおいて大事にしたい価値の明確化や，自分の才能や能力（自分ができること），動機や欲求（自分がしたいこと），職場や業務内容から自分に求められていること（自分がやるべきこと）の整理を支援することが役立つ。また，復職後の業務内容やその後のキャリアについての不安の解消のために，不安内容の整理と対応法の検討や復職後の見通しの説明を行う。これらの支援は，社内にキャリア相談室などが設置されている場合

は，そちらと連携しながら進められると効果的である。

▶従業員のいきいき向上

従業員のいきいき向上については，能力開発とキャリア支援を通してのいきいき向上に加えて，いきいきのための行動を増やし，いきいきできる考え方を支援（認知行動的アプローチによる支援）することが可能である。認知行動的アプローチによる従業員のいきいき向上の支援については，2章を参照されたい。

▶職場の活性化

職場の活性化については，従業員のいきいき向上により職場の活性化を促すことに加え，職場での良好なコミュニケーションを支援することが重要となる。メンタルヘルス不調により休業していた従業員が職場復帰する際に，職場の上司や同僚がどのように本人と接したら良いのかがわからず，腫れ物に触るような扱いになってしまったり，復職直後から過度に干渉してしまうなど，職場の活性化につながらない関わり方になってしまうことが少なくない。職場復帰時には，本人の希望を確認した上で，上司に当面の関わり方について説明し，業務上関わりの多い従業員には接し方を周知してもらうことが望ましい。また，発達障害の特徴や傾向を持つ従業員で，その特徴から以前に担当していた業務を極端に苦手としている場合は，業務内容の調整や配置転換など，環境調整を含めた対応を検討することが職場の活性化のために必要となる場合が多い。

第3ステップ：職場復帰の可否の判断及び職場復帰支援プランの作成

職場復帰支援プランの作成にあたっては，元の就業状態に戻すまでにいくつかの段階を設定し，それぞれの段階に応じた業務内容と各段階を実施する期間の設定を行う必要がある。難波ら（2013）によると，職場復帰支援プラン作成のポイントとして，①復職後6ヵ月間の業務内容を具体的に決める，②職場の上司，人事労務担当者，産業保健スタッフが協力して作成する，③復職後の体調が悪化したときの対応法も考えておく，が挙げられている。上記のように，職場復帰支援プランは労働者本人の希望，回復の程度，主治医の意見，職場の状況などを踏まえて，職場の管理監督者，

人事労務担当者，事業場内の産業保健スタッフが相談しながら総合的に判断し，決定することが望ましい。また，職場復帰支援プランを労働者に丁寧に説明することも重要である。

職場復帰支援プランの作成に従業員の能力開発やキャリア支援の視点を取り入れる上で，第1ステップでの対応をもとにプランを検討することが必要である（**表 5-3** 参照）。主に，管理監督者による就業上の配慮，人事労務管理上の対応等について職場復帰支援プランの詳細を検討する際に，従業員の能力開発やキャリア支援，いきいき向上の視点を組み入れた具体的な項目を作成できると良い。具体的には，本人の体調や回復状況に加えて，本人の業務上の得意・不得意や強み・弱みを踏まえて業務内容や量を検討したり，本人と定期的に面談の機会を持ち，本人の現状や今後のキャリアについての悩みなどを確認しつつ，今後の対応を検討するなどが役立つ。また，上記の情報を人事労務担当者と共有し，本人の能力や適性をより活かせるような視点から配置転換や異動の必要性を検討することも重要である。

表 5-3　職場復帰支援プラン作成の際に検討すべき内容

職場復帰日	労働者の状態と職場の受入れ準備状況を考慮して判断
管理監督者による就業上の配慮	業務の支援方法，業務内容や量の変更，段階的な就業上の配慮，治療上必要な配慮，など
人事労務管理上の対応等	配置転換や異動の必要性，勤務制度変更や段階的な就業上の配慮の可否及び必要性，など
産業医等による医学的見地からみた意見	安全配慮義務に関する助言，職場復帰支援に関する意見，など
フォローアップ	管理監督者，産業保健スタッフ等によるフォローの方法，就業制限等の見直しのタイミング，フォローアップ終了予定時期，など
その他	労働者が自ら責任を持って行うべき事項，試し出勤制度等，事業場外資源が提供するサービス等の利用の検討，など

出典）厚生労働省（2009）より引用・一部改変

第 5 ステップ：職場復帰後のフォローアップ

　従業員の能力開発やキャリア支援の視点を踏まえた職場復帰後のフォローアップを行うためのポイントを**表 5-4** にまとめた。従業員の能力開発については，職場復帰後の業務内容に適応するための支援や今後割り当てられる可能性のある業務への対応の支援が中心となる。現在の業務について得意不得意を整理し，不明なことなどは早めに上司や同僚に確認したり，効率的に業務をこなすための工夫について，面談時に話し合うと良い。復職後のキャリアに関する支援としては，今後のキャリアに関する不安について，引き続き不安の整理と対応法を検討し，可能であれば社内外のキャリア相談専門窓口と連携しながら対応できると望ましい。従業員のいきいき向上および職場の活性化については，第 1 ステップで確認した取り組みが役立つ。職場での良好なコミュニケーションの支援では，フォローアップ面談時に職場でのコミュニケーションの様子を確認したり，管理監督者から職場での様子をヒアリングして，対応に役立てることが重要となる。

表 5-4　職場復帰後のフォローアップにおける従業員の能力開発やキャリア支援のポイント

能力開発	・復職後の業務内容に対応するための支援 ・今後アサインされる可能性のある業務への対応の支援
キャリア支援	・復職後のキャリアに関する相談対応 ・キャリア相談室との連携
いきいき向上	・能力開発とキャリア支援を通してのいきいき向上 ・いきいきのための行動を増やし，いきいきできる考え方を支援（認知行動的アプローチなど）
職場の活性化	・従業員のいきいき向上により職場の活性化を促す ・職場での良好なコミュニケーションを支援 ・従業員の特性を踏まえた適正配置

5-2 効果の出る復職支援プログラム

　前節で解説した内容を踏まえて職場復帰支援プログラムを作成することで，従業員の能力開発やキャリア支援だけでなく，いきいきの向上や職場の活性化につながる効果的な支援が可能となる。本節では，従業員のいきいき向上や職場の活性化につながる従業員の能力開発やキャリア支援のポイントを押さえた職場復帰支援プログラムについて，事例を用いて具体的に解説する。

▶事例概要

　営業職として入社。営業業務のストレスから体調を崩しがちとなり，内勤のデータマネジメント業務に異動するも，慣れない業務内容と職場の人間関係のストレスからさらに体調を崩し，うつ病により1年の休業となった。職場復帰時には，体調を考慮し，本人とも相談の上，より負担の少ない庶務的業務が主の部署に異動となったが，業務量に関する負担やストレスは軽減したものの，本人が自分の今後のキャリアについて悩むようになった。

▶基本情報

　　相談者：Aさん（36歳女性），IT系企業の総務業務
　　来談経路：自発的な来談
　　初来談時の主訴（X年2月）：抑うつ，億劫感，不安，不眠，神経過敏
　　初来談時の印象：おとなしい，応答が遅い，浮かない表情
　　休業歴：X年3月からX＋1年3月までの13ヵ月間
　　診断：うつ病

▶病気休業開始及び休業中のケア

　初回面談（X年2月）では，抑うつ症状，億劫感，業務のできや職場の人間関係についての不安，不眠，職場での周囲の雑音や喫煙者のタバコのにおいなどへの神経過敏症状がみられた。勤怠も不安定で，直近1ヵ月間で体調不良により有給休暇を断続的に6日間取得していた。本人に受診の必要性について伝えたところ，面談後にメンタルクリニックを受診し，主治医からうつ病により療養が必要との診断書が出されたため，X年3

月より休業となった。休業中は月1回，社内の産業保健スタッフが面談を実施し，休業後しばらくは主に体調面について様子を伺い，体調が安定してきたX年8月以降は，休業前の業務内容や職場のストレスなど，体調不良に影響した可能性のある要因を整理した。合わせて，生活記録表の記入を依頼し，毎回の面談時に記録をもとに生活リズムの確認を行った。また，ストレス対処力と個人のいきいきの向上のために認知行動的アプローチ（2章4節参照）を取り入れ，現状より少しでも元気になれる行動や考え方を増やすことに取り組むよう促した。

X年12月以降は，生活リズムも安定し，本人も職場復帰の意欲が高まってきたため，年明けから年度内の復職を目標に，職場復帰へ向けての具体的な準備を進めることとした。本人との面談で，これまでの振り返りを踏まえ，復職後にどのようなキャリアを考えているかを確認したところ，現在の部署はとても忙しく，しばらく休業していたためにすぐにその部署の仕事についていける自信がない，とのことであった。本人としては，まずは体調を優先に考えたいとのことで，もしも可能であれば，より負担の少ない職場で職場復帰できたら良いとの考えであった。一方で，長期の休業により，集中力や情報処理能力など，基本的な作業能力の低下が見られたため（長時間の集中ができない，専門書などの内容がすぐに頭に入らない，など），主治医の治療方針を確認しつつ，図書館などで一定時間集中してデスクワークに取り組む練習をするよう促した。

本人との面談に加え，職場の上司および人事労務担当者から就労時の様子と職場の状況についてヒアリングをしたところ，特に休業前は勤怠が不安定で，体調不良による有給休暇取得の他に遅刻も度々みられ，業務でも単純作業でのミスが多かったり，業務指示を正しく理解できずに作業に時間がかかる，などの様子が見られていたことが報告された。また，本人も懸念していた通り，当該部署は非常に業務量が多く人員も少ないため，誰かのサポート業務や段階的な業務プランを用意するのは難しい状況であること，当該部署に復職する場合は，当面はほとんど仕事が無い状況に置かれるか，あるいは復帰直後からそれなりの業務量に対応しなければならなくなるとの見通しであった。一方で，同じ部署内に比較的業務量の調整が

しやすい職場もあるとのことだが，これまでの業務内容と大きく異なり，専門的な業務というよりは庶務的業務が主となるとのことであった。

その後の本人との面談で改めて意向を確認したところ，本人の希望は庶務的な業務になるとしても，体調に影響の少ない職場に復帰したいとのことだった。上記について，職場の上司，異動先の上司および人事労務担当者と相談し，異動を伴う職場復帰として調整することとした。X＋1年3月の面談で，主治医から職場復帰可能との判断がなされ，面談時の様子や体調にも問題が無かったため，診断書の提出を待ってX＋1年4月からの職場復帰となった（**表 5-5**）。

表 5-5 休業中のケアの内容

時期	対応内容
休み始め期 （休業直後の時期）	主に体調の回復と安定を支援する ・体調の回復状況，受診状況（主治医のコメント）の確認 ・体調回復と生活リズムの安定につながるアドバイス
振り返り期 （体調が少しずつ安定し，生活リズムが整い始める時期）	就労時のストレスや体調不良の要因などの整理を支援する。能力開発やキャリアに関する支援も始める ・就労時（休業前）の業務内容や職場のストレスなどの整理 ・生活記録表の記入開始 ・認知行動的アプローチに基づく支援（元気になれる行動や考え方を増やす。） ・職場復帰後のキャリアについて本人の見通しの確認 ・集中力や情報処理力など基本的な作業能力回復の支援
復職準備期 （職場復帰に向けての仕上げの時期）	職場復帰に向け，本人と職場の具体的な準備を支援する ・職場復帰についての本人の意向や希望の確認 ・職場復帰への主治医の意向や判断の確認 ・職場の上司からのヒアリング ・人事労務担当者と相談，異動の調整の可否および実現可能性の確認 ・職場の上司，人事労務担当者と相談し，職場復帰支援プラン作成

▶職場復帰の可否の判断及び職場復帰支援プランの作成

本事例での職場復帰支援プランのポイントを**表5-6**にまとめた。本事例では，休業中の面談で得られた情報，本人の希望，および職場の状況などを勘案し，元の職場よりも業務負荷が少なく，段階的な職場復帰支援プランが作成しやすい別の職場への異動を伴う形で検討された。職場復帰後の就業制限は，1～3ヵ月目は残業・外出・出張無し，4ヵ月目は残業月10時間未満，出張無し，5ヵ月目は残業月10時間未満，宿泊を伴う出張無し，6ヵ月目は残業月20時間未満，宿泊を伴う出張無し，とした。

▶職場復帰後のフォローアップ

職場復帰に先立って，本人の希望も踏まえ，職場の上司から従業員に，①長期の休業明けのため当面は無理をしにくい状態であること，②過度に気遣いなどは必要なく普通に接して構わないこと，③慣れない業務でいろいろと迷惑をかけるかもしれないが早く職場に慣れることができるよう頑張るつもりでいること，などを伝えてもらうこととした。職場復帰後初回の面談では，久々の職場復帰で予想以上に体力を使ってはいるが，体調は引き続き良好なこと，まだ復帰直後で，たまったメールのチェックや資料の整理程度のことしかしていないが，今のところ大きなストレスや不安などは感じていないこと，などが確認された。

復職後1～2ヵ月は，業務量も内容も体調に合わせて調整されているため，大きな負担感は無いこと，主治医からも受診時に経過が順調であるとのコメントがあったことなどが，フォローアップの面談で確認された。本人としても，通勤には特に負担を感じなくなり，職場環境にも慣れてきている実感が持てている様子であった。また，職場の上司や同僚との関係についても，事前に上司から職場のメンバーに説明があったこともあり，スムーズにコミュニケーションが取れている様子であった。一方で，業務内容がまだ本格的なものではないため少し物足りなさを感じており，今後の業務内容やキャリアについても悩み始めているとのことで，体調の回復に合わせて今後段階的に業務負荷が上がっていく見通しであることを確認し，業務に関する今後の不安についてまずは上司に相談してみるよう促した。合わせて，本人の状態について産業保健スタッフから職場の上司への

表 5-6 本事例における職場復帰支援プランのポイント

- **職場復帰日**：X＋1年4月○日
- **管理監督者による就業上の配慮**：
  - 職場復帰支援プランに沿って業務の量と質を段階的に調整する
  - 業務に慣れるまで，サポート業務を中心とする
  - 当面は定期的に声掛けし，体調や業務に関する様子を確認する
- **人事労務管理上の対応等**：
  - 段階的な職場復帰支援プランが作成しやすい職場に異動して復帰する
- **産業医等による医学的見地からみた意見**：
  - 復職可能な状態に回復しているが，職場復帰後の業務内容（量・質の両面）や職場の人間関係などのストレスにより症状が再燃することも予想されるため，職場復帰支援プランに沿った支援が必要
- **フォローアップ**：
  - 管理監督者は，復職2ヵ月目までは週1回，5〜10分程度，時間を取って体調や業務について様子を確認する
  - 事業場内産業保健スタッフは，月1回面談し，体調などを確認する
  - 本人の体調に応じて適宜就業制限等の見直しを行う
  - 職場復帰後6ヵ月間は，事業場内産業保健スタッフによる月1回の面談を実施する
- **その他**：
  - キャリアに関する悩みが生じた場合の相談先の1つとして，キャリア相談室を紹介する。
- **職場復帰支援プラン**（6ヵ月間）
  - 1ヵ月目：残業・外出・出張無し
    主な業務内容：前半はメールや社内資料確認，後半はe-learning学習
  - 2ヵ月目：残業・外出・出張無し
    主な業務内容：業務関連ドキュメント類の確認，主担当者のサポート業務
  - 3ヵ月目：残業・外出・出張無し
    主な業務内容：前月に加えて，会議用資料ドラフト作成，マニュアル改訂業務
  - 4ヵ月目：残業月10時間未満，出張無し
    主な業務内容：前月に加えて，関連会議にオブザーバーとして参加
  - 5ヵ月目：残業月10時間未満，宿泊を伴う出張無し
    主な業務内容：前月に加えて，研修事務局業務など
  - 6ヵ月目：残業月20時間未満，宿泊を伴う出張無し
    主な業務内容：前月に加えて，主担当業務へのアサイン

フィードバックも行った。

復職後3～4ヵ月は，徐々に業務量が増え，また，以前の業務とは異なる慣れない業務内容でもあることから，少しずつ疲労やストレスがたまってきていること，主治医からは経過は順調だが無理をしすぎないようにとの旨のコメントがあったことなどが面談で確認された。疲労やストレスについては，慣れない業務が増えたことに加え，他部署の人とのかかわりが少しずつ増えてきたことも影響している様子であった。これらの疲労やストレスについては，休業中に取り組んだ認知行動的アプローチに基づく対応を振り返り，いきいきの向上も加味した認知と行動の両面から具体的な対応法の整理と実行を支援した。具体的には，行動面ではいきいき向上やストレス発散につながる楽しい行動を意識的に増やし，認知面では，「早く仕事に慣れなければ」や「無理してまた体調を崩してしまったらどうしよう」といった焦りや不安につながる考えから，「まだ段階的な職場復帰プランの途中なのだから，焦らず少しずつ慣れていけばいい」，「困ったら早めに上司や産業保健スタッフに相談しよう」といった気が楽になる考えに目を向けるよう取り組んだ。キャリアの悩みについては，業務が本格的になるにつれて，現在の業務内容とこれまで自身が関わってきた業務内容との違いが明確になり，自分のキャリアが断続的で積み重ねになっていないとの思いや悩みがより大きくなったとのことで，上司への相談について確認したところ，キャリアの悩みについてはまだ上司には相談できておらず，もう少し自分の中で整理してから相談したいとのことだった。そこで，自分の考えを整理するために，キャリア相談室の利用を勧めた。本人もキャリア相談室の利用に前向きであったことから，本人の同意を得て，これまでの経過のサマリーをキャリア相談室の担当者に伝え，スムーズなキャリア相談への導入につなげた（**表5-6**）。

復職後5～6ヵ月は，さらに新たな業務や主担当業務がアサインされたものの，現在の職場と業務内容自体には慣れることができ，ストレスが減った様子であった。また主治医からも引き続き経過が順調である旨コメントがあり，今後徐々に減薬していく方針であるとのことであった。面談では，ストレス対処といきいき向上のために，これまでの取り組みを振り

表 5-7 職場復帰後のケアの内容

時期	対応内容
復職後 1〜2ヵ月	主に職場復帰直後の体調の安定を支援する ・体調と受診状況（主治医のコメント）の確認 ・業務内容や職場の様子について確認 ・負担感や困っていることなど，ストレスについて確認 ・上記の対応のための具体的なアドバイス
復職後 3〜4ヵ月	段階的に上がっていく業務負荷への適応および今後のキャリアへの悩みを支援する。 ・職場のストレスへの認知行動的アプローチに基づく支援 ・今後のキャリアについての悩みの確認 ・キャリアの悩みについてキャリア相談室と連携して対応
復職後 5〜6ヵ月	フォローアップの終了に向けて，セルフケア能力の向上を支援する。 ・これまでの取り組みの振り返り ・フォローアップ終了後の取り組みの確認

返り，今後も認知行動的アプローチに基づく取り組み（2章参照）を継続し，元気になれる行動や考え方を増やすことに取り組むよう支援した。キャリアに関する悩みについては，キャリア相談室に相談し，その後現在まで定期的に面談をしているとのことで，相談の結果，今後のキャリアについて自分が望むこと，自分ができること，会社や今の職場から求められていること，などが整理され，その後上司にも相談ができたとのことであった。復職後6ヵ月目の面談では，フォローアップ終了に向けて，今後は定期の面談は実施せず，何か困ったことや相談したいことがあったときに，健康相談室を利用してもらうこととした。また，フォローアップ終了後も，主治医の指示に従って受診は継続すること，ストレス対処やいきいきの向上のための現在の取り組みを継続すること，などを確認し，フォローアップを終了した（表 5-7）。

6章
知っておきたい法的側面

6-1 損害賠償請求について

(1) はじめに

　職場のメンタルヘルスを考える上では，メンタルヘルスの法的側面を理解しておくことも重要である。もっとも，メンタルヘルスをめぐる法的論点は複雑で，わかりにくい面も多い。

　職場のメンタルヘルスが法的に問題となる典型的な場面（紛争類型）としては，

　　①業務によって精神障害を発病したとして，債務不履行（安全配慮義務違反）又は不法行為に基づき，労働者（自殺の場合はその遺族）が使用者に対して損害賠償請求をする例

　　②休職期間満了により解雇ないし自然退職扱いされた場合に，労働者が解雇ないし自然退職は無効であると争う例（併せて解雇ないし退職後の賃金請求）

がある。①②が併せて請求されることも多い。

　そこで，紛争類型に応じて，近時の裁判例を紹介しつつ，メンタルヘルスの法的側面の基本事項を整理してみたい。

(2) 損害賠償請求の法的根拠

　損害賠償請求において，精神障害の原因として主張される事由として

は，実務上，①過重労働（特に長時間労働），②パワハラ，③セクハラが目立つ。①と②，①と③が併せて主張されることもある。

損害賠償請求の法的根拠は，債務不履行（民法415）ないし不法行為（民法709，715）である。債務不履行による損害賠償請求権と，不法行為による損害賠償請求権は，法的には別個の権利である。両者は，消滅時効期間（債務不履行では権利を行使することができる時から10年，不法行為では損害及び加害者を知った時から3年），遅延損害金の起算点（債務不履行では請求日の翌日，不法行為では不法行為日）等で異なる。

債務不履行構成では，使用者の安全配慮義務違反が問題とされる。安全配慮義務は，労働契約に伴う信義則に基づく使用者の労働者に対する義務として，もともと判例上認められた義務であるが，労働契約法によって，「使用者は，労働契約に伴い，労働者がその生命，身体等の安全を確保しつつ労働することができるよう，必要な配慮をするものとする」（労契法5条）と法律上明文化された。精神障害・過労自殺の事案では，裁判例では，「業務の遂行に伴う疲労や心理的負荷等が過度に蓄積して労働者の心身を損なうことがないよう注意する義務」とされ，具体的内容として，「労働時間，休憩時間，休日，休憩場所等について適正な労働条件を確保し，さらに，健康診断を実施した上，労働者の年齢，健康状態等に応じて従事する作業時間及び内容の軽減，就労場所の変更等適切な措置を採るべき義務」等とされる。この安全配慮義務は労働契約上の義務であると同時に，不法行為上の注意義務でもあると解されている。

パワハラやセクハラが原因とされる場合は，加害者とされる者に不法行為（民法709）が成立することを前提に，使用者に使用者責任（民法715）が成立すると構成されることが多い。併せて，債務不履行責任（職場環境配慮義務違反）が主張されることもある。

（3） 業務と精神障害との因果関係
▶相当因果関係

使用者に債務不履行責任ないし不法行為責任が成立するためには，業務と精神障害との間に因果関係が認められることが必要である。この因果関

係について，判例は相当因果関係説を採っており，単なる事実的な因果関係ではなく，法的な判断を経た因果関係（相当因果関係）とされている。因果関係の有無については，判断が容易でなく，重要な争点となることが多い。

民事上の因果関係（相当因果関係）と，精神障害が労災保険法上（行政上）の労働災害か否かで問題となる「業務上」（業務起因性）とは，法的には別個の概念であるが，内容的にはほぼ同じと考えてよい。

▶行政の認定基準との関係

精神障害が労働災害か否か（業務上か否か）については，行政上の認定基準が示されている（平成23年12月26日基発1226第1号「心理的負荷による精神障害の認定基準について」）。

認定基準では，①対象疾病（精神障害）を発病し，②発病前おおむね6ヵ月間に業務による強い心理的負荷が認められ，③業務以外の心理的負荷及び個体側要因により発病したとは認められないとの3つの要件を満たした場合に，業務上と判断され，労働災害と認定される。認定基準では，心理的負荷の強度を弱・中・強の3段階に分類した「業務による心理的負荷評価表」が定められており，総合評価で「強」と判断された場合に強い心理的負荷の要件を充たすとされる。当該評価表では，業務上の出来事の類型として，「①事故や災害の体験」，「②仕事の失敗，過重な責任の発生等」，「③仕事の量・質」，「④役割・地位の変化等」，「⑤対人関係」，「⑥セクシュアルハラスメント」に大きく分類されている。

認定基準は，あくまで行政機関の内部において上級機関が下級機関に対して発する通達であって，民事上の因果関係に関するものでなく，また，裁判所を拘束するものでもない。しかし，専門家の検討を踏まえて制定されたものであり，民事上の因果関係を検討する上でも参考になる。

（4） 安全配慮義務に関する裁判例

長時間労働に関し，富士通四国システムズ事件では，時間外労働時間が恒常的に1ヵ月あたり100時間を超える状態にあり，上司らが，帰宅できるときには帰宅するように指導・助言していたにもかかわらず原告が従わ

なかったという事案において，裁判所は，使用者が「原告に対する安全配慮義務を履行するためには，C班長らが行ったように，単に原告に対して残業しないよう指導・助言するだけではもはや十分でなく，端的に，これ以上の残業を禁止する旨を明示した強い指導・助言を行うべきであり，それでも原告が応じない場合，最終的には，業務命令として，遅れて出社してきた原告の会社構内への入館を禁じ，あるいは一定の時間が経過した以降は帰宅すべき旨を命令するなどの方法を選択することも念頭に置いて，原告が長時間労働をすることを防止する必要があった」と述べ，使用者に厳しい要求がなされている（大阪地裁平成20年5月26日判決，労判973号76頁）。

　他方，東芝事件では，使用者の安全配慮義務違反は認められたものの，使用者が労働者の業務を限定し，その後療養を勧め，長期欠勤及び休職を認め，その間も臨床心理士によるカウンセリングを定期的に受けさせる等の対応を採った時点以降については，使用者に安全配慮義務はなかったと判断されている（東京高裁平成23年2月23日判決，労判1022号5頁）。

（5）　過失相殺・素因減額について

　損害賠償請求においては，被害者にも損害の発生・増大に落ち度が認められる場合は，損害の公平な分担の見地から，過失相殺による減額が認められ得る（債務不履行では民法418，不法行為では民法722②）。本人の心因的要因等が影響していると認められる場合は，本人の「過失」とはいえないものの，同じく損害の公平な分担の見地から，過失相殺規定の類推により，素因減額が認められ得る。たとえば，積善会（十全総合病院）事件では，てんかんの既往症のある研修医のうつ病自殺について，同人のうつ病罹患・悪化にはてんかんが影響していることは否定しがたいとして，3割の素因減額が認められている（大阪地裁平成19年5月28日判決，労判942号25頁）。

　過失相殺，素因減額に関し，東芝事件の高裁判決は，労働者が神経科への通院，診断に係る病名，薬剤の処方等の情報を上司や産業医らに申告しなかった点について過失相殺を認め，また，労働者のうつ病が業務を離れ

て治療を続けながら9年を超えて寛解に至らない点で労働者に個体側の脆弱性が存在したと推認して素因減額を認め，併せて2割の減額を認めた。

しかし，最高裁は，過失相殺について，「自らの精神的健康（いわゆるメンタルヘルス）に関する情報は・・・労働者にとって，自己のプライバシーに関する情報であり，人事考課等に影響し得る事柄として通常は職場において知られることなく就労を継続しようとすることが想定される性質の情報であった」として，過失相殺を否定するとともに，素因減額についても，「複数の訴訟等が長期にわたり続いたため，その対応に心理的な負担を負い，訴訟等の帰すうへの不安等を抱えていたことがうかがわれる」とし，「同種の業務に従事する労働者の個性の多様さとして通常想定される範囲を外れるぜい弱などの特性等を有していた」とはいえないと述べ，素因減額も否定した（最高裁二小平成26年3月24日判決，労判1094号22頁）。

6-2 休職，復職をめぐる問題

(1) 傷病休職制度について

傷病休職制度とは，労働者が病気や負傷等で労務への従事が不能な場合（休職事由がある場合）に，労務への従事を一定期間免除し，その期間中に回復（休職事由の消滅）すれば復職を認め，期間満了時に回復しなければ解雇又は自然退職とする制度であり，解雇猶予の機能を有する。傷病休職制度は任意の制度であり，設ける場合は就業規則（ないし労働協約）で定められるのが通常である。

(2) メンタルヘルス不調に起因すると思われる問題社員への対応

職場で奇異な言動をとる労働者について，本人に病識はないが，メンタルヘルス不調に起因する可能性がある場合，使用者としては対応に苦慮することがある。

この点，日本ヒューレット・パッカード事件は，盗聴や盗撮等で日常生活を観察され，職場の同僚等を通じて嫌がらせを受けていると主張する労

働者が使用者に調査を求める等し，問題が解決されたと自分が判断できない限り出勤しないとして約40日にわたって欠勤を続けた労働者に対する懲戒処分としての諭旨退職処分の有効性が問題となった事案であるが，最高裁は，「精神的な不調のために欠勤を続けていると認められる労働者に対しては，精神的な不調が解消されない限り引き続き出勤しないことが予想されるところであるから，使用者である上告人としては・・・精神科医による健康診断を実施するなどした上で（記録によれば，上告人の就業規則には，必要と認めるときに従業員に対し臨時に健康診断を行うことができる旨の定めがあることがうかがわれる），その診断結果等に応じて，必要な場合は治療を勧めた上で休職等の処分を検討し，その後の経過を見るなどの対応を採るべきであり，このような対応を採ることなく，被上告人の出勤しない理由が存在しない事実に基づくものであることから直ちにその欠勤を正当な理由なく無断でされたものとして諭旨退職の懲戒処分の措置を執ることは，精神的な不調を抱える労働者に対する使用者の対応としては適切なものとはいい難い」と述べ，諭旨退職処分を無効とした（最高裁二小平成24年4月27日判決，労判1055号5頁）。

　最高裁としては詳細な理由を述べずに使用者による上告受理申立を却下することもできたはずであるが，最高裁があえて使用者の対応に言及した意味は大きい。最高裁で示された考え方が普通解雇にも及ぶ可能性は否定できず，留意が必要である。

（3）　休職期間満了による解雇ないし自然退職の有効性の争われ方

　傷病休職となった労働者が休職期間満了により解雇ないし自然退職とされた場合に，労働者が解雇ないし自然退職の有効性を争う際の典型的な主張は，次の2つである。

　1つ目は，自らの傷病は，私傷病ではなく，業務上のものであるから，解雇ないし自然退職は無効であるとの主張である。この場合，労働者の傷病が「業務上」といえるか（業務起因性の有無）が争点となる（解雇ないし自然退職が無効となる理由は後述）。

　2つ目は，使用者が休職期間満了時に労働者を復職不能と判断したこと

に対し，復職可能であった（復職可能な程度に回復していた）との主張である。この場合，労働者が「復職可能」であったか否かが争点となる。

（4） 業務起因性の有無が争われる場合
▶労基法 19 条 1 項による解雇制限

労働者が精神障害を理由に休職する場合，使用者としては，業務外の私傷病と扱って私傷病休職（業務外の傷病を理由とする休職）とし，労働者も国（労基署長）に対する労災申請をしていないことが多い。

労働者が休職期間満了時に復職できずに解雇又は自然退職とされた場合に，解雇又は自然退職の有効性で問題となるのが労基法 19 条 1 項の解雇制限である。

労基法 19 条 1 項は，使用者は，労働者が業務上の負傷や疾病により療養のために休業する期間及びその後の 30 日間は，その労働者を解雇してはならないと規定している。これは，労働者が労働災害の際に安心して療養のための休業を行えるようにする趣旨である。本条の「業務上」は労災補償制度上の「業務上」と同じものと理解されている。労基法 19 条 1 項に違反する解雇（普通解雇のみならず，懲戒解雇も含まれる）は私法上も無効とされ，また，違反行為には罰則（6 ヵ月以下の懲役又は 30 万円以下の罰金，労基法 119 ①）が定められている。

▶解雇の場合

労働者が休職期間満了により解雇された場合に，後日，民事訴訟で解雇の効力が争われ，裁判所により，労働者の精神障害が「業務上」と判断された場合は，当該解雇は労基法 19 条 1 項違反として無効とされる（たとえば東芝事件）。

なお，業務上の傷病であっても，療養開始後 3 年を経過しても治らない場合は，打切補償（平均賃金 1200 日分，労基法 81）を行うことで，労基法 19 条 1 項の解雇制限は解除される（同項但書）。これは，業務上の傷病に対する事業主の補償義務を永久的なものとせず，療養開始後 3 年を経過したときに相当額の補償を行うことにより，その後の事業主の補償義務を免責させようとする趣旨である。

もっとも，打切補償を行えば解雇は当然有効というわけではなく，この場合も解雇権濫用法理（労契法16）が問題となるが，アールインベストメントアンドデザイン事件は，「打切補償の要件を満たした場合には，雇用者側が労働者を打切補償により解雇することを意図し，業務上の疾病の回復のための配慮を全く欠いていたというような，打切補償の濫用ともいうべき特段の事情が認められない限りは，解雇は合理的理由があり社会通念上も相当と認められることになるというべきである」としている（東京高裁平成22年9月16日判決，判タ1347号153頁）。

▶自然退職の場合

　解雇ではなく自然退職の場合はどうか。後日の民事訴訟において労働者の精神障害が業務上と判断された場合でも，自然退職は解雇ではなく，労基法19条1項を直接適用することはできないが，自然退職を無効とする主な考え方（処理の仕方）は2つある。

　1つ目は，就業規則の適用の問題として処理する考え方である。たとえば就業規則で休職事由が「業務外の傷病」と規定され，その場合の休職期間が「1年」とされている場合に，労働者を「業務外の傷病」（私傷病）として休職とし，その休職期間である1年が満了したとして自然退職としたとすると，業務上の精神障害は就業規則の「業務外の傷病」とはいえず，「業務外の傷病」（及びその休職期間）を前提とする自然退職は無効（自然退職の効果は生じていない）として処理される。従前の裁判例ではこのような処理が多かったと思われる。たとえば，医療法人健進事件は，「原告のうつ病が私傷病であることを前提とした自然退職は認められない」としている（大阪地裁平成24年4月23日判決，労判1053号24頁）。

　2つ目は，自然退職に労基法19条1項を類推適用する考え方である。労基法19条1項の類推適用の可否については，同条は罰則が定められた刑罰法規であり，類推適用は認められないとの考え方があり，他方で，同条には同条違反の解雇を無効とする私法上の効力があり，私法上の効力の場面では類推適用は可能との考え方があり得るが，近時，労基法19条1項の類推適用を認める裁判例が現れており，注意を要する。

　アイフル（旧ライフ）事件の一審判決は，労基法19条1項の類推適用

が可能な理由を特に示さず，括弧書で「（労基法19条1項類推適用）」とし（大阪地裁平成23年5月25日判決，労判1045号53頁），高裁判決も同様に類推適用が可能な理由を示さずに括弧書で「（労基法19条1項類推適用）」とし，併せて就業規則の条項を摘示して，労基法19条1項の類推適用と就業規則の規定の双方を理由としている（大阪高裁平成24年12月13日判決，労判1072号55頁）。

（5） 復職の可否が争われる場合
▶復職の可否についての立証・立証責任
　復職の可否については，労働者が，休職期間満了時までに復職可能であること（復職可能な程度に回復したこと，休職事由の消滅）を主張・立証する責任がある。

　この点，伊藤忠商事事件の一審判決は，「労働者の治療・回復に係る情報は，その健康状態を含む個人情報であり，原則として労働者側の支配下にあるものであるから・・・労働者が復職を申し入れ，債務の本旨に従った労務提供ができる程度に病状が回復したことを立証したときに，雇用契約の終了の効果が妨げられると解するのが相当である」と述べている（東京地裁平成25年1月31日判決，労経速2185号3頁）。

▶主治医，産業医からの意見聴取の重要性
　使用者が労働者の復職の可否を判断するに当たっては，主治医や産業医からの意見聴取も重要である。J学園事件は，使用者が主治医から治療経過や回復可能性等について意見を聴取していない点について，校医が連絡しても主治医から回答を得られなかったという事情が認められるとしても，人事担当者が主治医に対し，「一度も問い合わせ等をしなかったというのは，現代のメンタルヘルス対策の在り方として，不備なものといわざるを得ない」としている（東京地裁平成22年3月24日判決，労判1008号35頁）。

▶復職の可否を判断する対象職務
　復職可能（復職可能な程度に回復した）とは，「従前の職務を通常の程度に行える健康状態に復したこと」を意味すると考えるのが原則である。

「従前の職務」に関し，職務限定特約がある場合とない場合では別個の検討を要する。従前の裁判例には多少のブレがみられるが，職務限定特約がある場合は，基本的に，労働契約で限定された「従前の職務」が遂行可能かどうかを判断すれば足り，それ以外の職務の遂行可能性までは考慮する必要はないと考えられる（事案によっては，信義則上の配慮を求められる場合がある）。ただし，職務限定特約の有無が争点となる場合も多い。

　これに対し，職務限定特約がない場合は，片山組事件・最高裁判決（最高裁一小平成10年4月9日判決，労判736号15頁）を踏まえ，従前の職務について遂行可能と認められない場合でも，当該労働者が配置される現実的可能性のある他の職務の有無まで検討する必要がある。

Column 4

ストレスチェックの義務化

　2014年6月25日に公布された改正労働安全衛生法では，50人以上の事業場において従業員に対して「心理的負担の程度を把握するための検査」，いわゆるストレスチェックを実施することが義務づけられた。

　ことの発端は2010年4月のことである。2010年4月20日付けの朝日新聞にこのような記事がある。「うつ病　健診でチェック―政府方針，11年度から―長妻昭厚生労働相は19日，企業が行う健康診断で，精神疾患に関する検査を義務づける方針を示した。労働安全衛生法の改正も検討する。増え続けるうつ病や自殺を防ぐ狙い。」当初は，うつ病の早期発見のための制度として提案されたものであるが，その後厚生労働省が設置した専門委員会で「労働者のストレスへの気づきを促すとともに，職場環境の改善につなげるための，一般定期健康診断とは別の新たな枠組を導入することが適当」と結論されたことから，従業員のメンタルヘルス不調の第一次予防対策として位置づけられるようになった。ただし改正案成立までの道のりは険しいものであった。2011年12月2日に法律案が臨時国会に提出されたが審議は行われず，2012年11月16日の衆議院解散により，改正案は一旦廃案となった。しかし2013年になって再度，労働政策審議会においてこの制度に関する議論が再開され，2013年12月に厚生労働大臣に再度法改正の建議がなされ，2014年6月19日に成立に至った。

　この制度の流れは右の図のようである。事業場（50人未満の事業場は当面努力義務）は従業員に対して心理的負担に関する検査を実施しなくてはならない。検査は，医師，保健師の他，省令で定める者が実施できる。検査の結果は，従業員本人あてに通知され，従業員本人の同意がない限り，事業者には知らされない。従業員は，検査結果を見た上で，医師の診察を事業者に希望することができる。事業者はこの従業員をあらかじめ指定した医師（たいていの場合，産業医と想定される）に面接させる必要がある，医師はこの従業員に面接指導を実施する（外部機関への紹介なども行う可能性もある）。事業者は面接後に，医師から意見聴取を行わなくてはいけない。その意見を尊重して，この従業員に事後措置を行う。たとえば労働時間の短縮などを職場に指示することなどが含まれる。この際に，事業者は従業員に対して不利益になるような取り扱いを行ってはならない。これ以外に従業員は，事業場の産業医，保健師等に相談することが可能である。従業員がストレスチェッ

クを受けることで自らストレスに気づき,セルフケアを行うと同時に,これに関して医師に相談できることを通じて,必要に応じ就労上の配慮によりストレスの軽減をはかることができるという内容である。

　従業員がストレスチェックを受け,その結果を通知されるだけではストレスの軽減には十分でないことは,これまでの研究で明らかにされている。医師による面接指導については,どれだけの従業員が面接指導を希望するかが不明であり,また面接指導とこれにともなう就労上の配慮がどの程度効果的であるか未知数である。このことからこの制度を法の条文のまま実施しても,メンタルヘルス不調に大きな効果はないと考えられる。手間と費用が無駄になってしまうままに法に決められた制度を実施するのではなく,事業場および産業保健スタッフは,より効果的なメンタルヘルス対策をこの制度を利用して,自主的に実施してゆくことが賢い方法である。

　ストレスチェック制度に加えて実施することで,効果が期待される方法は,従業員へのセルフケアの機会の積極的な提供である。まずストレス

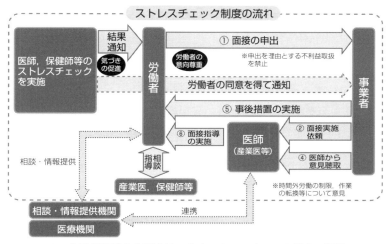

2014年改正労働安全衛生法によるストレスチェック制度の概要
（平成27年12月に施行）
　出典）第1回ストレスチェック項目等に関する専門検討会
　資料2　改正労働安全衛生法に基づくストレスチェック制度の概要
　http://www.mhlw.go.jp/stf/shingi/0000050833.html

6章　知っておきたい法的側面

チェックの結果の返却に際して個人向けストレスマネジメントの情報提供を行うことが考えられる。ストレスマネジメントは一般に高ストレスの者に効果が大きいため，高ストレスと判定された者に特に小冊子やHPを通じて，ストレスマネジメントの学習を促すことが効果的と思われる。あるいはストレスマネジメント教室を事業場で開催し，高ストレスの者に特に出席を促すことも考えられる。ただし高ストレス者を対象とした教室と銘打つと，従業員が参加しにくくなるため注意が必要である。より洗練された方法として，高ストレスと判定された従業員にHPからストレスマネジメントの学習を提供することも考えられる。

　もう1つの効果的な方法は，ストレスチェック制度で努力義務とされた職場環境の改善である。ストレスチェックの結果を職場（部課や部門）単位で集計して，職場組織のストレスの指標とし，高ストレスと判断された職場組織に着目してストレスの軽減をはかる。また3章で詳しく紹介している，高ストレスの職場の管理監督者を集め，これらの職場に共通の問題をとりあげて研修を実施することも効果的であると考えられる。以上のような，科学的根拠を持つストレス対策を，ストレスチェックに合わせて実施することで，ストレスチェック制度を効果的に活用することができる。なおストレスチェック制度の趣旨では，ストレスチェックへの従業員の回答が事業者に同意なく提供されることがあってはならない。そのため，ストレスチェックの回答を集団として集計する場合，回答者が10人はいること，とされている。

　これとは別に，ポジティブメンタルヘルスの観点から，ストレスチェック制度の活用を考えることもできる。定期的に実施されるストレスチェック（質問票調査）に，安全衛生委員会などで審議してポジティブメンタルヘルスに関する質問項目を追加する。これらの項目を事業場全体や職場ごとに集計することで，従業員のポジティブメンタルヘルスの状態や組織の資源を把握して，強みをのばし課題を解決する対策につなげる。また対策を実施した後で，その次に実施されるストレスチェックにより対策の効果を把握することもできる。このようにストレスチェック制度の機会を活用して，ポジティブメンタルヘルスに活かすことも可能である。

〔川上 憲人〕

7章

経営・人事から見たポジティブメンタルヘルス

7-1 ポジティブメンタルヘルスと経営

　ポジティブメンタルヘルスは，経営からみた場合には，新しい経営戦略であり，特に人材開発戦略といえる。すでに述べたように経営学においても，従業員の心理的資本の向上により，より生産的な組織をつくることが関心の1つになっている。人材・組織マネジメントでも，①**競争下での人間尊重**（手続き的公正性），②**つながり作り**（人間関係重視，ホーソン研究），③**理念の共有**（ヴィジョナリーカンパニー），④**参加型経営**，⑤**リーダーシップ論の展開**（サーバント・リーダー，コーチング）が新しい経営手法として注目されている（川上，2014）。

　ポジティブメンタルヘルスの方法論では，組織要因としての手続き公正，人のつながりとしての職場の一体感（ソーシャル・キャピタル）に注目し，これらを高めることを目標としている。ポジティブメンタルヘルスのための手法には，従業員参加型ワークショップがあるが，これは従業員の参加により職場の方針や活動を決めることで，従業員をエンパワメントし，また職場へのコミットメントを高めることを狙いとしている。管理監督者のリーダーシップは，従業員のポジティブメンタルヘルスにとって重要な組織の資源である。

　このように，ポジティブメンタルヘルスの方法論は，これらの経営手法と極めて一致している。職場のポジティブメンタルヘルスは，それ自体が

経営目標の達成に有用なものであり、経営戦略の一環としても意義がある。

7-2　経営における対策事例

（1）　経営理念における従業員の位置づけ

　飛田は，日本企業の経営理念を，経営理念なし，株主についてのみ言及，従業員のやりがいについて言及，株主と従業員双方について言及の4つに区分している（飛田，2010）。1999年から2007年の期間における当該企業単独の総資産経常利益率を企業業績の指標として，経営理念の区分どうしで比較したところ，株主のみについて言及がある企業では，従業員のやりがいに言及のある企業に比べて1.62%，両方に言及のある企業に比べて1.38%業績が低いことを報告している。経営理念は経営活動に影響を与えていることがわかる。従業員のやりがいに言及する経営理念を持つことは，従業員のポジティブメンタルヘルスと業績向上にとって効果的な方法の1つである。

　小林ら（2014）は，東京証券取引所により大型株100社に選定されている代表的な全ての企業のホームページからその経営理念の内容を調査した（2013年10月時点）。その内容を分析した結果，「従業員の活力や幸せを企業存続の目的のひとつと位置づけている」（モデルA：幸福追求モデル，16社）「従業員を企業戦力のひとつとして位置づけ，従業員に求める能力，仕事に対する姿勢，規範等を明記している」（モデルB：積極的企業戦力モデル，51社）「従業員をステークホルダーとしてのみ位置づけている」（モデルC：ステークホルダーモデル，26社）「従業員に関する記載無し」（7社）の4類型が抽出された。従業員の活力・幸せを目標と位置づけたり，従業員を戦力としてみなす企業では，職場風土や健康・安全についても姿勢を明確に示す傾向が見られた。またこれらの企業の分析から，経営理念における社員の位置づけが，企業の利潤最優先型から，株主，顧客，社員，社会をステークホルダーとして位置づけた「ステークホルダー」モデル，さらに社員を単なるステークホルダーではなく積極的に

企業の戦力として位置づけ，社員個人の成長・自主性・創造性の涵養（かんよう）と，これを支える良好な職場環境・風土との上に企業の持続的な成長があると位置づけた「積極的企業戦力モデル」へと経営理念が進化すると分析している。従業員の活力・幸福・成長を経営理念において位置づけることは，企業・組織レベルでの重要な健康いきいき職場づくり対策になる可能性がある。

（2） 企業の方針・施策における対策
▶理念の共有

企業理念を従業員が共有することで，同一の目標，価値観を醸成し，労働者が明確な目標をもて動機づけされやすくなるとともに，ソーシャル・キャピタルを高めることができる。建設機械・車両，産業機械の開発，製造，販売を行う従業員数 46,000 人（連結，海外従業員が半数）の企業では，全社的に「いきいき」コンセプトを推進することで理念の共有をはかっている（川上ら，2014）。コンセプトとして「居甲斐」の創出，「社員一人一人」が元気になることを重視することを打ち出し，これに基づいて，人事施策として皆が平等に働ける職場づくり，本人の希望や申し出による異動の推奨を行っている。さらに一体感を増すために，社長表彰，技能競技大会など表彰制度を復活させている。安全衛生でも「社員が安全で安心して働くことのできる職場環境」を第一とし，事業報告でも売り上げよりも前に安全・健康について報告することを徹底している。こうした理念は，海外現地法人にも適用されている。

▶チームワークに着目した人材育成と評価制度

わが国の企業では，個人ベースの成果主義を取り入れたことで労働者の個人主義的傾向を強め，また評価の視点が短期化しがちであったために問題が多かったという反省がある。成果・業績評価のあり方を見直し，チームワークに着目した人材育成と評価制度を導入することで，職場のソーシャル・キャピタルを育て，結果として従業員の動機づけやポジティブメンタルヘルスを向上させることが可能になる。

従業員数 38,000 人の自動車関連部品の製造企業では，社長直轄の「元

気プロジェクト」が推進されている（川上ら，2014）。そのコンセプトは「人と人とが関われることを増やす」「職場で話題になるようなことを増やす」ことにある。経営側は，定期的な調査を行って本人のやる気，活力，上司が部下を見ているか，職場は話し合いができているか，助け合いがあるかを把握している。これらの指標をもとに職場の状況を管理監督者にフィードバックし，管理監督者に工夫や改善を求めている。従業員のつながりを強めるため，昼礼，運動会，年賀式などの会社行事を復活させている。組合もまた経営層のこうした方針に呼応し，個人生活の側面から「元気倍増活動」と名づけた支援策を進めている。組合と協調した対策は，プライバシーなどの問題で企業側からは手の届きにくい領域に労働組合が関わることができる点で，効果的な方法である。

　従業員数 2,700 人の精密加工装置の製造・販売企業では，社長直轄の「働きがい開発プロジェクト」，「フローカンパニープロジェクト」が進められている（川上ら，2014）。コンセプトは「社員の関係の質向上が職場のパフォーマンス向上につながる」である。このために，社員が気軽に雑談できる場所として「結（ゆい）スペース」を作ったり，職場単位で「おやつタイム」を作ったなどの活動が行われている。これらは場所や時間などの設定により従業員の交流や一体感の形成をはかり，ひいてはポジティブメンタルヘルスを向上させる企業レベルでの対策の好事例といえる。

▶経営層との対話の促進

　経営層との信頼関係は，職場ソーシャル・キャピタルの1つであり，重要な組織の資源と位置づけられる。いくつかの好事例によると，幹部社員が各部署を訪問して直接に従業員と対話するタウンミーティングが経営層との信頼関係の構築によい影響をもたらす可能性がある。世界 220 以上の国・地域に事業を展開する国際的な流通業では，220 以上の国・地域に 285,000 人以上の従業員が働いている。経営層は，これら各国の事業場を頻回に訪問し，特に若年層の従業員と対話を行うことで，経営層と従業員との信頼関係づくりに注力している。

▶多様性・ワークライフバランス施策

　今日，従業員は多様なニーズを持ち，それぞれの仕事と生活とを両立さ

せようとしている。従業員がそのニーズに応じて選択できる多様な人事施策を提供することで，従業員を動機づけ，経営層との信頼関係を構築する活動もなされている。従業員数279名のソフトウェアの開発，販売を行う成長企業では，役員の主導により，これを推進している（川上ら，2014）。コンセプトは「自立（自律）と選択」にあり，一体感やチームワークを作り出す仕組みはひとつの形や，一方向ではありえない。社員が参加するさまざまな輪があって，重なり合っている状態から作り出されるものとされている。こうした自立と選択を実現するために人事部感動課が設置され，チームワークを表彰するチームワークオブザイヤー，超短時間勤務を可能にするウルトラワーク，従業員イベントへの助成「イベン 10」やクラブ活動への助成など20を越える人事施策が展開されている。また経営層と社員とのグループでの議論を頻繁に実施しており，社員の反応をタイムリーに吸い上げ，人事施策の改廃につなげている。

7-3　職場のポジティブメンタルヘルスを推進する活動

　経営施策としての職場のポジティブメンタルヘルスを支援する活動が行われている。東京都産業労働局では「ポジティブメンタルヘルスによる経営力アップ」をモットーに，ポジティブメンタルヘルスの実践を経営者に呼びかけている。この活動では，ポジティブメンタルヘルスとは「一部のメンタルヘルス不調者を対処療法的にケアするのではなく，元気な人も含めすべての従業員のメンタルヘルスを重要な経営資源ととらえ，職場全体の心身の健康度を向上させ，組織を活性化しようとする取り組み」であるとされている。誰もがいきいきと働き，職場もいきいきと活性化するために，元気な人も含めたすべての働く人のためのメンタルヘルス対策を進めることが大事としている。このために東京都では「職場のメンタルヘルス対策推進週間」を設定し，普及啓発を行っている。この中で開催されるシンポジウムでは，ワーク・エンゲイジメントの専門家からの講演を行っており，企業のメンタルヘルスの支援に長年携わり，豊富な事例に精通している専門家から安全・生産性・人材育成のために必要なポジティブメンタ

ルヘルスの対策を経営層が具体的に行うべきかを講演している。また複数の企業から演者を招き，さまざまな職場の特徴に応じた工夫，取り組みの過程で苦労した経験など，実際の企業事例を紹介し，ポジティブメンタルヘルスの実践方法について伝えている。

　公益財団法人日本生産性本部と東京大学大学院医学系研究科精神保健学分野とが協同して設立した「健康いきいき職場づくりフォーラム」は，経営施策として行うポジティブメンタルヘルスの推進活動の1つである。フォーラムは「健康いきいき職場づくり」の概念と具体的方策を国内に広く普及し，これを通じて働く人の心身の健康増進と企業の生産性向上を支援することを目的としている。このフォーラムは，「健康いきいき職場づくり」に関する最新情報の発信母体となり，この考え方に賛同して組織運営を考える企業人，商品開発を考える EAP (Employee Assistance Program；従業員支援プログラム) 等メンタルサービス事業者，専門知識の収集・発表を考える医療従事者，研究者らのプラットフォームとなることを目指している。

　フォーラムが提唱する「健康いきいき職場づくり」は，職場のメンタルヘルスの一次予防（メンタルヘルス不調者を出さない）の新しい枠組みとして，いきいきした労働者，および一体感のある職場づくりによって，組織の生産性向上を目指すものである。特に「働く人の心身の健康」「働く人のいきいき」そして「職場のいきいき」の3点を目標にし，働く個人と組織の双方に利益をもたらそうという，厚生労働省研究班が提唱した考え方（川上ら，2012）を基盤としている。

　「健康いきいき職場づくり」の活動は，従来の職場のメンタルヘルス対策と比較し以下3点の特徴があるとしている。

　①**ポジティブなメンタルヘルスの実現を目標とする**
　　　労働者がいきいきと仕事に向かう様子など，本来人が持つ働く意欲を指標とする。
　②**職場の社会的心理的資源に注目する**
　　　職場における個人の尊重，職場組織が持つ公正さや人を支援する力などを資源として捉え，充実させることに注目する。

③メンタルヘルスを経営として取り組む

　　労働者のメンタルヘルス向上＝組織の生産性向上であるため，これを経営課題として取り組むことを推進する。

フォーラムでは，定例セミナーや各種の研究会を開催して，「健康いきいき職場づくり」の考え方を普及している。定例セミナーでは，「健康いきいき職場づくり」の概念と具体的方策を広く国内に広めるため，関連する周辺概念を伝え，新しい研究成果を発表する場としている。アクティブ・ワーク・プレイス研究会では，健康いきいき職場づくりを組織内に展開するための方策を，1年をかけて講義及びワークショップ形式で実践的に検討する。参加企業が相互に自社の課題を話し合い，助言し合うとともに，研究会（情報を得，考え，企画する場）と，職場（実践の場）を往復することにより，職場の問題解決に向けて活動する。組織ソリューション研究会では，5回シリーズで健康いきいき職場づくりに必要な経営や組織運営に関する知識を講義と対話を通じて詳しく学ぶ。これを通じて，職場内で人事部門，経営部門また健康保健部門とで連携して，健康いきいき職場づくりを推進できる人材の育成を目指している。

さらにフォーラムでは「健康いきいき職場づくり」の推進のための研究開発を行っており，医学系，経営学系の知識をつなぎ，「健康いきいき職場づくり」の概念を整理し，具体的方策を検討している。その成果は，会員組織・個人，ひいては産業界に還元している。特に「健康いきいき職場づくり」に関する以下の内容について研究を進めている。

　①国内外の最新動向のリサーチ
　②理論とアセスメントツールの研究
　③新しいプログラムの開発
　④費用便益に関する研究
　⑤マニュアルガイドラインの開発
　⑥認証・評価に関する研究

こうしたポジティブメンタルヘルスの支援組織や制度がしだいに増えつつあり，ポジティブメンタルヘルスを行う経営者が学ぶ場が増えている。

7-4 職場のポジティブメンタルヘルスの将来と課題

　健康いきいき職場づくりは，医学，心理学，経営学などに基づいた科学的な手法で，人と組織の持つ心理社会的な資源に着目し，その強みをのばすことで，ポジティブで活気ある人と組織をつくろうという方法である。企業を対象としたアンケート調査では，健康いきいき職場づくりに関心がある企業は90％（大変ある42％といくらかある48％の合計）であり，この考え方が大多数の企業から支持されていることがわかる（川上ら，2012）。

　一方，健康いきいき職場づくりは，健全な経営理念の下で行われる必要がある。従業員を使い捨ての単なる労働力と見なし，従業員の健康や幸福に関心を持たない経営理念の下で，健康いきいき職場づくりの名の労働強化が行われることになることは避けなければならない。また健全な経営理念の下に行われる健康いきいき職場づくりであっても，従業員の動機づけやワーク・エンゲイジメントの増加は労働時間の延長につながる可能性がある。労働時間の延長は，ワークライフバランスの低下や循環器疾患のリスクと強く関係しているため，活動が長時間労働につながらないようにする配慮は重要である。健康いきいき職場づくりの計画段階から労働者が参加する機会を作ること，また労働組合とともに進めることがこうした「副作用」を防止する方策になるかもしれない。

引用文献

◆ 1章

Beddington, J., Cooper, C. L., Field, J., Goswami, U., Huppert, F. A., Jenkins, R., Jones, H. S., Kirkwood, T. B., Sahakian, B. J., & Thomas, S. M. (2008). The mental wealth of nations. *Nature*, **455**(7216), 1057-60.

Inoue, A., Kawakami, N., Shimomitsu, T., Tsutsumi, A., Haratani, T., Yoshikawa, T., Shimazu, A., & Odagiri, Y. (2014). Development of a short questionnaire to measure an extended set of job demands, job resources, and positive health outcomes: the new brief job stress questionnaire. *Ind Health*, **52**(3), 175-89.

Inoue, A., Kawakami, N., Shimomitsu, T., Tsutsumi, A., Haratani, T., Yoshikawa, T., Shimazu, A., & Odagiri, Y. (2014). Development of a Short Version of the New Brief Job Stress Questionnaire. *Ind Health*, **52**(6), 535-40.

川上憲人 (2012). 平成23年度厚生労働科学研究費労働安全総合研究事業「労働者のメンタルヘルス不調の第一次予防の浸透手法に関する調査研究」(H21-労働-一般-001) 総合報告書.
http://mental.m.u-tokyo.ac.jp/jstress/NBJSQ/労働安全衛生総合研究一次予防班H23総括分担研究報告書.pdf

川上憲人 (2014). 「健康いきいき職場づくり」:職場のメンタルヘルスのポジティブ・ノンヘルスセクターアプローチ. 産業医学レビュー, **26**(4), 211-238.

川上憲人・井上彰臣 (2012). 新職業性ストレス簡易調査票の解説:開発のねらいと経緯. 産業医学ジャーナル, **35**(6), 4-9.

Leka, S., & Cox, T. (Eds.) (2008). *The European Framework for Psychosocial Risk Management: PRIMA-EF*. WHO, Geneva. (高村昇 (監修) (2009). 欧州における労働危機管理体制の手引:雇用者と労働者のための助言)
http://www-sdc.med.nagasaki-u.ac.jp/gcoe/publicity/prima2009.pdf

Luthans, F., & Youssef, C. M. (2004). Human, social, and now positive psychological capital management:Investing in people for competitive advantage. *Organizational Dynamics*, **33**(2), 143-160.

日本生産性本部 (2012). 第6回「メンタルヘルスの取り組み」に関する企業アンケート調査結果.
http://activity.jpc-net.jp/detail/mhr/activity001359/attached.pdf

小田切優子・川上憲人・下光輝一 (2012). 職場のメンタルヘルスの新しい日本型枠組み—ステークホルダー会議の成果から. 産業精神保健, **20**(3), 187-193.

Reichhardt, T. (2006). Well-being research: a measure of happiness. *Nature*, **444**(7118), 418-419.

Schaufeli, W. B., Salanova, M., Gonzalez-Romá, V., & Bakker, A. B. (2002). The measurement of engagement and burnout: A two sample confirmative analytic approach. *Journal of Happiness Studies*, **3**, 71-92.

Seligman, M. E. P. (2000). Positive psychology: an introduction. *American Psychologist*, **55**(1), 5-14.

島津明人・佐藤美奈子（訳）（2012）．ワーク・エンゲイジメント入門．星和書店．

島津明人・江口尚（2012）．ワーク・エンゲイジメントに関する研究の現状と今後の展望．産業医学レビュー，**25**，79-97．

UK National Institute for Health and Clinical Excellence (2009). Promoting mental wellbeing through productive and healthy working conditions: guidance for employers. *Public Health Guidance*, No. 22.

◆コラム 1 ─────────────────────────────

Halbesleben, J. R. B. (2010). A meta-analysis of work engagement: Relationships with burnout, demands, resources and consequences. In A. B. Bakker & M. P. Leiter (Eds.) *Work engagement: Recent developments in theory and research*. New York : Psychology Press. pp. 102-117.

Hobfoll, S. E., Johnson, R. J., Ennis, N., & Jackson, A. P. (2003). Resource loss, resource gain, and emotional outcomes among inner city women. *Journal of Personality and Social Psychology*, **84**, 632-643.

Schaufeli, W. B., & Bakker, A. B. (2004). Job demands, job resources and their relationship with burnout and engagement: A multi-sample study. *Journal of Organizational Behavior*, **25**, 293-315.

Schaufeli, W. B., & Bakker, A. B. (2010). Defining and measuring work engagement: Bringing clarity to the concept. In A. B. Bakker & M. P. Leiter (Eds.) *Work engagement: Recent developments in theory and research*. New York: Psychology Press. pp. 10-24.

Schaufeli, W. B., Bakker, A. B., & Salanova, M. (2006). The measurement of work engagement with a short questionnaire: A cross-national study. *Educational and Psychological Measurement*, **66**, 701-716.

Schaufeli, W. B., Salanova, M., Gonzalez-Romá, V., & Bakker, A. B. (2002). The measurement of engagement and burnout: A two sample confirmative analytic approach. *Journal of Happiness Studies*, **3**, 71-92.

島津明人（2014）．ワーク・エンゲイジメント：ポジティブメンタルヘルスで活力ある毎日を．労働調査会．

Shimazu, A., Schaufeli, W. B., Kosugi, S., Suzuki, A., Nashiwa, H., Kato, A., Sakamoto, M.,

Irimajiri, H., Amano, S., Hirohata, K., Goto, R., & Kitaoka-Higashiguchi, K. (2008). Work engagement in Japan: Validation of the Japanese version of Utrecht Work Engagement Scale. *Applied Psychology: An International Review*, **7**, 510-523.

◆ 2 章

廣尚典（2000）．ストレス対策における管理者教育．加藤正明（班長）労働省平成 11 年度「作業関連疾患の予防に関する研究」報告書．pp. 255-271.

Hurrell, J. J. Jr., & McLaney, M. A. (1988). Exposure to job stress-A new psychometric instrument. *Scandinavian Journal of Work and Environmental Health*, **14**(Supple. 1), 27-28.

川上憲人（2012a）．科学的根拠に基づく管理監督者教育．堤明純（班長）平成 23 年度厚生労働科学研究費労働安全総合研究事業「労働者のメンタルヘルス不調の第一次予防の浸透手法に関する調査研究」（2009 年～2011 年，主任：川上憲人，H21-労働-一般-001）報告書．pp. 39-79.

川上憲人（2012b）．科学的根拠に基づくセルフケア教育．島津明人（班長）平成 23 年度厚生労働科学研究費労働安全総合研究事業「労働者のメンタルヘルス不調の第一次予防の浸透手法に関する調査研究」（2009 年～2011 年，主任：川上憲人，H21-労働-一般-001）報告書．pp. 80-226.

川上憲人・関屋裕希・小林由佳・島津明人・難波克行・津野香奈美・江口尚・原雄二郎（2014）．仕事のストレスを予防し軽減する管理監督者の能力の測定：英国 HSE ストレスマネジメントコンピテンシー調査票日本語版の開発．第 87 回日本産業衛生学会．

厚生労働省（2007）．労働者の心の健康の保持増進のための指針．

島津明人（2007）．従業員個人向けストレス対策．川上憲人・堤明純（監修）職場のメンタルヘルススペシャリスト BOOK．培風館．pp. 272-273.

◆ 3 章

Bakker, A. B., & Demerouti, E. (2007). The Job Demands-Resources model: State of the art. *Journal of Managerial Psychology*, **22**, 309-328.

Carmeli, A., Ben-Hador, B., Waldman, D. A., & Rupp, D. E. (2009). How leaders cultivate socialcapital and nurture employee vigor: implications for job performance. *J Appl Psychol*, **94**(6), 1553-1561.

江口尚（2011）．職域におけるソーシャル・キャピタルと健康影響．産業医学ジャーナル，**34**(2), 94-99.

Elovainio, M., Kivimäki, M., Vahtera, J., Keltikangas-Järvinen, L., & Virtanen, M. (2003). Sleeping problems and health behaviors as mediators between organizational

justice and health. *Health Psychology*, **22**(3), 287-293.
Hurrell, J. J., & McLaney, M. A. (1988). Exposure to job stress – A new psychometric instrument. *Scand J Work Environ Health*, **14** (suppl. 1), 27-28.
ILO (1992). Preventing stress at work. *ILO Conditions of Work Digest*, **11**(2).
彌冨美奈子（2010）．（株）SUMCOにおけるストレス対策を目的とした職場環境改善活動．産業ストレス研究，**17**(4)，281-286．
井上彰臣・川上憲人（2011）．仕事のストレスによって精神疾患は発症するか？　日本産業精神保健学会（編）ここが知りたい職場のメンタルヘルスケア－精神医学の知識 & 精神医療との連携法．南山堂．pp. 8-12．
Inoue, A., Kawakami, N., Ishizaki, M., Shimazu, A., Tsuchiya, M., Tabata, M., Akiyama, M., Kitazume, A., & Kuroda, M. (2010). Organizational justice, psychological distress, and work engagement in Japanese workers. *International Archives of Occupational and Environmental Health*, **83**, 29-38.
井上彰臣・土屋政雄・川上憲人（2008）．国内外の産業医学に関する文献紹介―企業における組織的公正とその健康影響．産業医学ジャーナル，**31**(2)，132-135．
Johnson, J. V., & Hall, E. M. (1988). Job strain, work place social support, and cardiovascular disease: A cross-sectional study of a random sample of the Swedish working population. *Am J Public Health*, **78**, 1336-1342.
Karasek, R. A. (1979). Job demand, job decision latitude, and mental strain: implications for job redesign. *AdmSci Q*, **24**, 285-308.
川上憲人（1999）．職業性ストレスの理論の変遷と現状．ストレス科学，**13**，56-63．
川上憲人・原谷隆史・橋本修二（1997）．職業性ストレスの健康影響．産業精神保健，**5**，255-258．
川上憲人・橋本修二他（2000）．「仕事のストレス判定図」の完成と現場における有用性の検討．加藤正明（班長）　労働省平成11年度「作業関連疾患の予防に関する研究」報告書．pp. 12-39．
小林由佳（2013）．人事でつくることができる仕組み；職場活性化への具体的なヒント．人材教育，**25**(8)，80-83．
Kobayashi, Y., Kaneyoshi, A., Yokota, A., Kawakami, N. (2008). Effects of a worker participatory program for improving work environments on job stressors and mental health among workers: a controlled trial. *J Occup Health*, **50**, 455-470.
小林由佳・川上憲人・島津明人・津野香奈美・今村幸太郎・吉川徹（2012）．職場環境改善の継続展開のためのファシリテータ・コーディネータ用ポイントマニュアル．平成23年度厚生労働科学研究費労働安全総合研究事業「労働者のメンタルヘルス不調の第一次予防の浸透手法に関する調査研究」総括・分担報告書．
Kouvonen, A., Oksanen, T., Vahtera, J., Stafford, M., Wilkinson, R., & Schneider, J. (2008). Low workplace social capital as a predictor of depression: the Finnish Public Sector Study. *Am J Epidemiol*, **167**(10), 1143-1151.

Leka, S., & Cox, T. (Eds.) (2008). The European Framework for Psychosocial Risk Management: PRIMA-EF. Geneva:WHO. (邦訳 (2009). 欧州における労働危機管理体制の手引：雇用者と労働者のための助言)
http://www-sdc.med.nagasaki-u.ac.jp/gcoe/publicity/prima2009.pdf

内閣府 (2007). 平成19年版国民生活白書. 内閣府. pp. 127-132.
http://www5.cao.go.jp/seikatsu/whitepaper/h19/01_honpen/index.html

新村敦子・寒川裕・真船浩介 (2011). システム開発業務の職場における参加型職場環境改善の効果. 産業ストレス研究, 18(2), 153-159.

小田切優子 (2013). 新職業性ストレス簡易調査票の開発と応用　新職業性ストレス簡易調査票の現場での応用. 産業ストレス研究, 20(2), 155-162.

Oksanen, T., Kouvonen, A., Vahtera, J., Virtanen, M., & Kivimäki, M. (2010). Prospective study of workplace social capital and depression: are vertical and horizontal components equally important? *J Epidemiol Community Health*, 64(8), 684-689.

折本加寿子・川上憲人・関屋裕希 (2013). 「いきいきとした職場づくり」を目指した参加型職場環境改善の取り組み. 産業衛生学雑誌, 55 (特別増刊), 485.

Putnam, R. D., Leonardi, R., & Nanetti, R. (1993). *Making Democracy Work: Civic Traditions in Modern Italy*. NJ: Princeton University Press, Princeton. (河田潤一 (訳) (2001). 哲学する民主主義―伝統と改革の市民的構造. NTT出版.)

Schaufeli, W. B., & Bakker, A. B. (2004). Job demands, job resources and their relationship with burnout and engagement: A multi-sample study. *Journal of Organizational Behavior*, 25, 293-315.

Semmer, N. K. (2006). Job stress interventions and the organization of work. *Scand J Work Environ Health*, 32, 515-527.

島津明人・窪田和巳・安藤絵美子・今村幸太郎・江口尚・黒田玲子・小林由佳・島田恭子・津野香奈美・難波克行・原雄二郎・川上憲人 (2014). 職場活性化のためのヒント集 (ポジティブ版メンタルヘルスアクションチェックリスト) の作成. 産業衛生学雑誌, 56 (特別増刊), 549.

島津美由紀・山川和夫・城戸尚治 (2004). 職場環境改善を目的としたストレス対策事例―事業所における計画策定から実施・効果評価まで. 産業ストレス研究, 11(2), 105-112.

Siegrist, J. (1966). Adverse health effects of high-effort/low-reward conditions. *J Occup Health Psychol*, 1, 27-41.

Tsutsumi, A., Nagami, M., Yoshikawa, T., Kogi, K., & Kawakami, N. (2009). Participatory intervention for workplace improvements on mental health and job performance among blue-collar workers: a cluster randomized controlled trial. *J Occup Environ Med*, 51, 554-563.

World Health OrganizationCommission on Social Determinants of Health (2008). Closing the gap in a generation: health equity through action on the socialdeterminants of health. Final Report of the Commission on Social Determinants of Health. Geneva: World Health Organization.

World Health Organization (2010). Adelaide Statement on Health in All Policies: moving towards a shared governance for health and well-being. Geneva: World Health Organization.
http://www.who.int/social_determinants/hiap_statement_who_sa_final.pdf

Ylipaavalniemi, J., Kivimäki, M., Elovainio, M., Virtanen, M., Keltikangas-Järvinen, L., & Vahtera, J. (2005). Psychosocial work characteristics and income of newly diagnosed depression: a prospective cohort study of three different models. *Social Science and Medicine*, **61**(1), 111-122.

吉川徹・川上憲人・小木和孝他 (2007). 職場環境改善のためのメンタルヘルスアクションチェックリストの開発. 産業衛生学雑誌, **49**, 127-142.

吉川徹・吉川悦子・土屋政雄・小林由佳・島津明人・堤明純・小田切優子・小木和孝・川上憲人 (2013). 科学的根拠に基づいた職場のメンタルヘルスの第一次予防のガイドライン―職場のメンタルヘルスのための職場環境改善の評価と改善. 産業ストレス研究, **20**(2), 135-145.

吉村健佑・川上憲人・堤明純・井上彰臣・小林由佳・竹内文乃・福田敬 (2013). 日本における職場でのメンタルヘルスの第一次予防対策に関する費用便益分析. 産業衛生学雑誌, **55**(1), 11-24.

◆ 4 章

独立行政法人労働政策研究・研修機構 (2012). 職場におけるメンタルヘルス対策に関する調査 JILPT 調査シリーズ No. 100.

廣尚典 (2012). 職場におけるメンタルヘルス不調例対応の類型化の試み. 産業ストレス研究, **19**, 113-118.

広瀬米夫 (1966). 第 2 部 産業カウンセラー. (精神科学全書 3) カウンセラーの自己訓練 岩崎学術出版社.

川上憲人・今村幸太郎・小林由佳・難波克行・森田哲也・有馬秀晃・原雄二郎・土屋一成 (2015). 「職場で困った行動チェックリスト」の作成：いわゆる「新型うつ病」の特徴の整理と類型化. 産業医学ジャーナル, **38**(3), 印刷中.

厚生労働省 (2012). 平成 23 年患者調査.

厚生労働省 (2013). 平成 24 年労働者健康状況調査.

◆ 5 章

川上憲人・堤明純 (監修) (2007). 職場におけるメンタヘルスのスペシャリスト BOOK. 培風館.

厚生労働省（2006）．「労働者の心の健康保持増進のための指針」厚生労働省．
厚生労働省（2009）．「心の健康問題により休業した労働者の職場復帰支援の手引き」厚生労働省．
宮城まり子（2002）．キャリアカウンセリング．駿河台出版社．
難波克行（2012）．メンタルヘルス不調者の出社継続率を91.6%に改善した復職支援プログラムの効果．産業衛生学雑誌，54，276-285．
難波克行・向井蘭（2013）．現場対応型メンタルヘルス不調者復職支援マニュアル．レクシスネクシス・ジャパン．

◆ 7章

川上憲人（2012）．平成21-23年度厚生労働科学研究費労働安全総合研究事業「労働者のメンタルヘルス不調の第一次予防の浸透手法に関する調査研究」総合研究報告書．
川上憲人（2014）．「健康いきいき職場づくり」：職場のメンタルヘルスのポジティブ・ノンヘルスセクターアプローチ．産業医学レビュー，26(4)，211-238．
川上憲人・守島基博・島津明人・北居明（2014）．健康いきいき職場づくり―現場発組織変革のすすめ．生産性出版．
小林由佳・江口尚・安藤絵美子・川上憲人（2014）．経営理念における産業保健活動に関する記載の分析．産業衛生学雑誌，56（特別増刊），487．
飛田努（2010）．日本企業の組織文化・経営理念と財務業績に関する実証分析―2000年代における日本的経営を考察する手掛かりとして．立命館経営学，48(5)，61-77．

新職業性ストレス簡易調査票アクションリスト

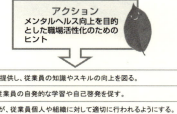
アクション
メンタルヘルス向上を目的とした職場活性化のためのヒント

新No	
1	研修や教育の機会を提供し、従業員の知識やスキルの向上を図る。
2	資格取得を推奨し、従業員の自発的な学習や自己啓発を促す。
3	業務のフィードバックが、従業員個人や組織に対して適切に行われるようにする。
4	表彰や褒章などを活用し、モチベーションの向上を図る。
5	従業員どうしがお互いを褒め、認め合う雰囲気を作る。
6	頑張っている同僚の姿を広報したり、好ましい話題を共有するなどして、組織の一体感を高める。
7	必要な情報が従業員に伝わるように、会議やコミュニケーション方法の工夫を行う。
8	上司と部下との間のコミュニケーションが円滑になるような環境を整える。
9	定時退社を促すための仕組みを作る。
10	従業員のニーズや事情に合わせて、計画的に休暇が取れるように配慮する。
11	従業員の心身の健康を維持・増進するためのサポート体制を整える。
12	仕事の内容や作業方法の見直しを行う。
13	仕事や職場のローテーションを定期的に行うことで、新たな知識や技術を学び、成長につなげる機会を設ける。
14	業務の多能工化を図り、それぞれの従業員が自律的に働けるようにする。
15	必要に応じてスタッフを補充し、業務量の軽減を図る。
16	個人のスキルや能力を分析し、適正な配置につなげる。
17	従業員間の競争を促し、能力の向上を図る。
18	新しい仕事への挑戦を推奨し、成長を促す。
19	職場でのスローガンを決め、チームワークや職場の一体感を高める。
20	あいさつや周囲への心遣い、思いやりのある態度を奨励し、職場の雰囲気を明るくする。
21	同僚間のコミュニケーションが円滑になるような環境を整える。
22	同僚が相互に支援できるような仕組みを整える。
23	従業員間の信頼感や一体感を高めるような機会を作る。
24	顔写真や自己紹介入りの座席表の設置などを通じて、従業員の相互理解を促す。
25	各職場のキーパーソンを設定し、働きやすい職場づくりに取り組む。

※東京大学大学院医学系研究科精神保健学分野と（株）富士通ソフトウェアテクノロジーズとの産学共同研究の成果物です（2012年）。

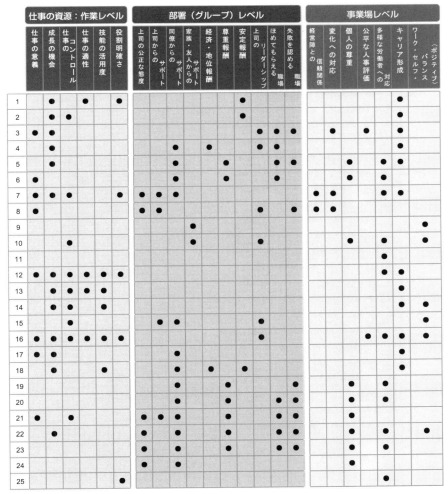

付　録

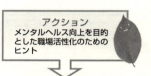

アクション
メンタルヘルス向上を目的とした職場活性化のためのヒント

新No	
26	作業の標準化を行い、各自の役割を明確にする。
27	仕事内容を見直し、各自が計画的、自律的に仕事に取り組めるようにする。
28	作業やプロジェクトの進捗状況を可視化するなど、メンバー間で共有できるようにする。
29	各自が持つ情報や問題点を相互に共有できる仕組みを作る。
30	業務内容のマニュアルを作成し、従業員の教育に活用する。
31	各自の作業内容や情報の可視化をはかり、役割の明確さを高め、組織全体の活性化につなげる。
32	メンバー各自の予定やスケジュールを明確化し、共有する。
33	それぞれの業務の評価基準を明確にする。
34	組織としての業務目標を明確化し、メンバーで共有する。
35	メンバーの特性を考慮しながら、適正な業務分担に努め、不公平感を低減するように努める。
36	責任者やリーダーを明確化し、指揮命令系統の確立に努める。
37	業務や役割における責任の範囲を明確化する。
38	仕事の重要性や優先度について、きちんと説明する。
39	（経営陣や上司から）仕事の方向性や見通しが伝わるようにする。
40	従業員を分け隔てすることなく、公正に評価する仕組みを作る。
41	トラブルに対応するための組織的な支援体制を整える。
42	業務を支援するためのシステムの見直しと改善を行う。
43	設備やレイアウトなどの改善を行う。
44	サークル活動や委員会活動を積極的に推進する。
45	管理職の代行職（サブリーダーなど）を設置し、自律的な業務推進や職場へのサポート向上を図る。
46	職場内で様々なイベントを積極的に推進する。
47	顧客満足度の向上を図る活動を推進する。

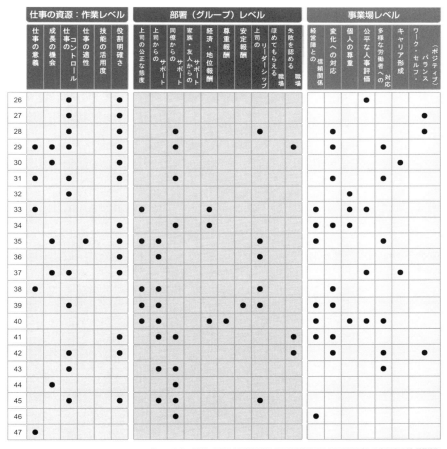

付　　録

159

索　引

▶欧　文

EAP　26, 146
eラーニング　30, 35
HPQ　71
HSEマネジメントコンピテンシー調査
　票　37, 38
Off-JT　92
OJT　92
PDCAサイクル　11
POMRによる記録　106
PRIMA-EF　11, 72
WHO　72
　──のメンタルヘルスの定義　4

▶あ　行

アクションチェックリスト　83, 89
アサーティブネス・スキル　35
アセスメント　95, 99
アルコール依存症　112
安全配慮義務　22, 27, 96, 129, 130
うつ状態　107
うつ病　1, 62, 75

▶か　行

解雇　133, 134
改正労働安全衛生法　138
回避行動　46
回避的行動傾向　109

過失相殺　131
過重労働　10, 129
活性化プロセス　10
管理監督者教育　22, 39
管理監督者の役割　41
管理監督者向けストレス対策のガイド
　ライン　25
キャリア支援　117, 119, 121
休業率　86
休職期間満了　133
業務起因性　130
業務による心理的負荷評価表　130
経営理念　142, 148
ケーススタディ　55
ケース対応　95, 99
健康いきいき職場づくり　7, 148
健康いきいき職場づくりフォーラム
　146
健康いきいきプロフィール　81
健康障害プロセス　10, 73
健康情報の取り扱い　115
健康リスク　65
権利主張傾向　109
行動活性化技法　35, 46, 49
行動変容　54
行動リストの作成　50
幸福感　3
心の資本　5
個人資源　19

個人情報保護ルール　97
個人と組織のリソース　96
個人向け教育　22, 31
個人向けストレス対策のガイドライン
　　32

▶さ　行

債務不履行　129
事業場外資源　26
　　―によるケア　40
事業場内産業保健スタッフ　26
　　―等によるケア　40
事業場のメンタルヘルス体制　40
自己愛的行動傾向　108
自己効力感　6
自己中心的行動傾向　108
仕事の裁量権　1
仕事の資源　10, 19, 20, 74, 78
仕事のストレインモデル　60
仕事のストレス判定図　64, 67
仕事のストレッサー　60
仕事の生産性　3
仕事の負担　10
仕事の要求度 - 資源モデル　10, 73
自己保健義務　22
自傷他害のおそれ　99
自然退職　133, 135
疾病休業　64, 71
疾病率　86
自発的相談　99
従業員参加型　70, 84, 89
従業員参加型アプローチ　84
従業員と組織の活性化　17
従業員のいきいき　8, 118
従業員の能力開発　116, 120, 121

従業員の役割　49
守秘義務　29
上司のコンピテンシー　42
傷病休職制度　132
職域関係者　95, 99
　　―による見立て　102
職業性ストレス　59, 62
　　―対策の投資効果　71
　　―と経済的損失　64
　　―と身体疾患　63
職業性ストレスモデル　27, 59
職業性ストレス要因　1
職の不安定さ　63
職場環境　28
職場環境改善　67, 69, 79, 85
　　―のためのヒント集　68, 89
職場環境配慮義務違反　129
職場寒冷化　91
職場機能の低下　92
職場で困るケースへの対応　107
職場でのいじめ　1, 11, 57, 63
職場でのコミュニケーション　2, 77
職場での問題行動　99
職場の一体感　8, 81
職場の活性化　118
職場の資源　42
職場の社会的心理的資源　146
職場のソーシャル・キャピタル　76,
　　78, 144
職場の人間関係　1, 63
職場復帰後のフォローアップ　120,
　　124
職場復帰支援プラン　118, 124
職場復帰の可否の判断　124, 136
事例性　102

人材育成　143
新職業性ストレス簡易調査票　15,
　　80
心身の健康　8
ステークホルダー　7
ストレス対策の効果　71
ストレスチェック　86, 139
　　——の義務化　138
ストレス要因の評価　64
生活の質　3
セクハラ　1, 129
積極的傾聴技法　29
セルフケア　40, 49
セルフモニタリング　50
素因減額　131
相談対応システム　95, 97
相談窓口　97
　　——の機能評価　96
相当因果関係　129
組織開発　92
組織活性化にかかわる施策例　86
組織的公正　75
損害賠償請求　128, 129

▶た　行

第一次予防　2
第三次予防　2, 18
対人的公正　75
短絡的・享楽的行動傾向　109
チームワーク　2
長時間労働　129
適応支援　105
手続き的公正　75
動機づけプロセス　73
努力‐報酬不均衡モデル　61, 62,
　　67

▶な　行

内部結合型　76
ニーズ調査　97
認知行動的アプローチ　35, 46, 118
認知再構成技法　35
ノンヘルスセクター　73

▶は　行

橋渡し型　76
ハラスメント　7, 11, 57
パワハラ　57, 129
バーンアウト（燃え尽き）　3
評価制度　143
復職支援プログラム　121
復職準備期　123
プライバシーへの配慮　97
ポジティブ心理学　2
ポジティブな心理的資本　6
ポジティブ版ヒント集　83

▶ま　行

マルチステークホルダー　102
見立て　102, 104
問題解決型　70
問題解決技法　35, 46, 53
問題の維持要因　104

▶や　行

役割葛藤　63
役割の曖昧さ　63
ユトレヒト・ワーク・エンゲイジメン
　　ト尺度　20
要求度‐コントロールモデル

60, 67
要求度 – コントロール – 社会的支援モデル　61, 67

▶ら　行

ラインによるケア　40
楽観主義　6
離職率　86
リスク介入　88
リスクマネジメント　96
リーダーシップ　10
リラクセーション　35, 46

労働契約法　129
労働時間とうつ病　63
労働者の心の健康の保持増進のための指針　23
労働生産性　71

▶わ

ワーカホリズム　3
ワーク・エンゲイジメント　3, 4, 8, 19, 33, 78, 81, 145
ワークライフバランス　9, 16, 144, 148

編著者紹介

川 上 憲 人
<small>かわ かみ のり と</small>

1985 年	東京大学大学院医学系博士課程（社会医学専攻）修了 医学博士，医師
1990 年～1991 年	テキサス大学公衆衛生大学院客員研究員
1992 年	岐阜大学医学部助教授
2000 年	岡山大学医学部教授
2006 年	東京大学大学院医学系研究科教授（精神保健学分野） 現在に至る

専門：職場のメンタルヘルス，精神保健疫学，行動医学
日本産業衛生学会理事，日本産業ストレス学会理事長，日本産業精神保健学会常任理事，日本行動医学会理事，日本ストレス学会理事，日本疫学学会理事

主要著書

社会格差と健康＝健康格差解消に向けた統合科学的アプローチ
　　　　　　　　　　　　　　　　　　　　　（共編，東大出版会）
職場におけるメンタルヘルスのスペシャリストBOOK（監修，培風館）
健康いきいき職場づくり＝現場発　組織変革のすすめ（共著，生産性出版）

小 林 由 佳
<small>こ ばやし ゆ か</small>

2005 年	岡山大学大学院医歯学総合研究科衛生学・予防医学分野 修了　博士（医学），臨床心理士
2003 年	JFE スチール株式会社人事部
2008 年	東京大学大学院医学系研究科精神保健分野客員研究員
2009 年	本田技研工業株式会社人事部 現在に至る

専門：職場のメンタルヘルス，臨床心理学，行動科学
日本産業ストレス学会理事，日本産業衛生学会代議員，日本産業衛生学会産業精神衛生研究会世話人

主要著書

職場におけるメンタルヘルスのスペシャリストBOOK（共著，培風館）
メンタルヘルスのための職場環境改善＝「職場環境改善のためのヒント集」
　　　ですすめるチェックポイント 30　　　（共著，中央労働災害防止協会）
産業ストレスとメンタルヘルス＝最先端の研究から対策の実践まで
　　　　　　　　　　　　　　　　　　　（共著，中央労働災害防止協会）

Ⓒ 川上憲人・小林由佳　2015
2015年5月27日　初版発行

ポジティブメンタルヘルス
いきいき職場づくりへのアプローチ

編著者　川上憲人
　　　　小林由佳
発行者　山本　格

発行所　株式会社　培風館
東京都千代田区九段南 4-3-12・郵便番号 102-8260
電　話(03)3262-5256(代表)・振　替 00140-7-44725

東港出版印刷・牧 製本

PRINTED IN JAPAN

ISBN978-4-563-05242-3 C3011